BUSHENGBING ZHIHUI

96ZHONG SHIYONG YOUXIAODE JIANKANG FANGFA

不生病智慧

96种实用有效的健康方法

陈 畅 陈 璐◎编著

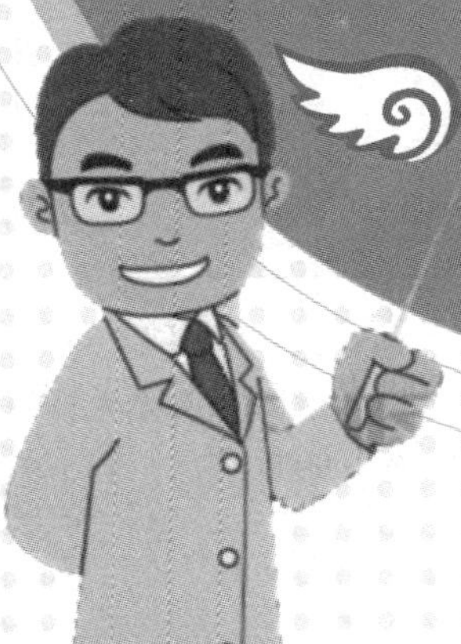

饮食/心理/运动/情绪

揭示了人们养成良好的生活习惯对健康的益处，为人们如何不生病出谋划策

贵州出版集团
贵州科技出版社

图书在版编目(CIP)数据

不生病智慧：96种实用有效的健康方法/陈畅，陈璐编著．—贵阳：贵州科技出版社，2015.7（2025.1重印）
ISBN 978－7－5532－0289－1

Ⅰ．①不…　Ⅱ．①陈…　②陈…　Ⅲ．①保健－基本知识　Ⅳ．①R161

中国版本图书馆CIP数据核字(2014)第211804号

出版发行	贵州出版集团　贵州科技出版社
地　　址	贵阳市中华北路289号(邮政编码:550004)
网　　址	http://www.gzstph.com　http://www.gzkj.com.cn
出 版 人	熊兴平
经　　销	全国各地新华书店
印　　刷	北京兰星球彩色印刷有限公司
版　　次	2015年7月第1版
印　　次	2025年1月第2次
字　　数	230千字
印　　张	13.75
开　　本	710 mm×1000 mm　1/16
书　　号	ISBN 978－7－5532－0289－1
定　　价	79.00元

天猫旗舰店:http://gzkjcbs.tmall.com

Preface

前言

生命对每个人来说都是一次单程旅行,不可能重走一遍,这无疑值得我们敬畏与呵护。本书以广阔的视角诠释了新的健康理念,并从运动、心理、膳食、排毒、防病等方面清晰阐述了呵护生命、保持健康的深刻内涵,读后使人有所感悟。

每一位热爱生命、关注健康的人,每一位愿意了解自我保健知识的人,每一位不想生病的人,都能从本书中获得意想不到的收获。

随着社会的发展,科技的进步,物质生活水平的提高,人的身体在很多方面都出现了问题。面对疾病的威胁,人们越来越感到束手无策,可能花了很多钱,治疗的效果却不佳,即使病治好了,又会出现这样或那样的问题。到底是哪里出了错?是我们的饮食习惯还是起居习惯,是周围的环境因素还是我们个人的因素,是情绪的影响还是压力的影响?对于这些疑问,本书将会阐述出现这些问题的原因以及适当的调整方法。本书包含各种常识性问题,那些你在意的或没有注意到的细节问题,我们都一一为你阐述,同时本书还提出了较多的调养方法,读者可以根据个人的情况来选择适合自己的调养方法。

本书涉及了一些中医和西医疗法,对于某些疾病的治疗给予适当的建议,希望你通过本书的指引能够找到适合自己的途径和治疗方法。本书对于预防疾病的方法及某些常见病的临床症状等,都有一些阐述,可以作为参考。

本书共分为七章,从观念、饮食、心理、运动、睡眠、排毒、保健七个方面介绍了维持健康应注意的问题。每一小节又将这些方面进行细分。不生病是每个人最大的心愿,但是想要在一生中做到不生病或少生病,确实是很难的事。

常言道:“养生无大道,小道亦奏效。”平日里我们苦苦追寻的养生“大道”,其实就是我们身边的“小道”,只要我们注意身边的小细节,并将其把握好,不生病的智慧就蕴藏其中。

本书内容丰富、通俗易懂,能够告诉你如何去养生、去防病。从书中我们能够领略到细节对于养生的重要性,让大家少走很多弯路,不会再因为养生去花很多冤枉钱。

阅读本书,使你能够更加深刻地理解生活细节对我们健康的重要性。就像石阶一样,每一阶代表我们要注意的一小点,渐渐地,当石阶垒到如泰山那般高的时候,我们的体魄也就如泰山般屹立不倒了。

希望本书能够对大家提高自我的身体素质有一定的帮助。需要提醒大家注意的是,书中的某些意见和建议都是相对而言的,并不适合所有人群,要因人、因地而异。本书中所提到的各种疾病特征、预防与保健方法和治疗措施等仅供参考。由于编者水平有限,缺点、漏洞在所难免,敬请广大读者谅解。

Contents

目录

第一章 观念正确，才会懂得如何善待自己的身体

第二章 饮食有学问，会吃不生病

第三章　持久的健康需要和谐的心理

第四章　去运动，提升健康质量

第一章

观念正确，才会懂得如何善待自己的身体

什么是健康的大观念

谁都想有一个健康的身体，但怎样才算健康呢？很多人对此不是很清楚。过去，人们以为不生病就是健康，其实这种认识是不全面的。随着时代的进步、科技的发展，人们对健康的认识也更加全面了。世界卫生组织（World Health Organization，简称 WHO）将健康定义为人的身体、精神与社会的最佳状态，而不是单纯的身体没有疾病。

所以说，没有病只是健康的一个方面。真正的健康除了身体的正常运转外，还包括心理健康以及对社会、自然环境适应上的和谐，即机体、心理与社会、环境的适应能力均处于平衡和谐发展的状态，这就是新的健康观念。

那么，衡量一个人健康与否的标准是什么呢？WHO 对健康定了 10 条准则。

（1）有充沛的精力，能从容不迫地担负日常生活和繁重的工作，而且不感到过分紧张和疲劳。

（2）处事乐观，态度积极，乐于承担责任，事无大小。

（3）善于休息，睡眠良好。

（4）应变能力强，能适应外界环境中的各种变化。

（5）能抵制一般性感冒和传染病。

（6）体重适当，身材发育匀称，站立时，头、肩、臂的位置协调。

（7）眼睛明亮，反应敏捷，眼睑不易发炎。

（8）牙齿清洁，无龋齿，不疼痛，牙龈颜色正常，无出血现象。

（9）头发有光泽，无头屑。

（10）肌肉丰满，皮肤有弹性。

这 10 条准则就是健康的标准，当然了，这些准则体现的是一般情况和普遍情况，年龄不同标准也是不同的。

新的健康观的核心思想是“人人为健康，健康为人人”。任何集体、个人都不能对自然生态环境进行破坏和污染，也尽量避免其他不道德的行为。否则的话，不但会危害自己的身心健康，也会危及他人的健康。这种健康观是“机体—心理—社会—自然—生态—健康”的一种整体观，是一种社会协调发展型的健康观。

健康小贴士

拒绝亚健康

根据WHO的定义，亚健康就是指人在身体、心理和社会环境方面表现出不适应，处在健康与疾病之间的临界状态。在我们的生活中，有六类人为亚健康的高发人群，这六类人分别是运动员、明星、中年知识分子、领导层人士、写字楼人员、司机。这六类人的工作强度高，心理压力大，饮食习惯有问题。如果想改善亚健康状态回归到健康状态，要从以下方面入手：放松心情，适当健身，确保良好的饮食习惯，时间安排合理，适当补充钙质等。

脾胃失灵，健康就会玩不转

现如今，人们的生活水平日渐提高，生活的节奏也越来越快，食物的精细程度越来越高，压力越来越大，烟酒过度、环境恶化等问题也随之而来。于是消化道疾病的发病率逐年上升，而脾胃为后天之本、气血生化之源，与人体健康的关系尤为密切。

脾胃不足、元气虚弱是造成内伤疾病的主要原因，而且脾胃气虚、元气不足，元气就不能够保护体表，使得体表易受外界环境变化的影响，禁不住风寒。由此可见，不管是内伤还是外邪，都和脾胃元气的充盛与否关系密切，所谓“脾胃乃伤，百病由生”说的就是这个意思。

需要强调的是，这里所说的脾胃，不是解剖学上说的脾与胃，这里所说的脾胃是整体概念，包括整个消化系统。从五行理论来解释，脾属土，土位居中央，四方兼顾，能够生长并滋养万物。胃与脾，其实是一阴一阳，互为表里，它们共同参与食物的消化吸收。《黄帝内经》中说的“脾胃者，仓廪之官，五味出焉”，这里将脾胃的功能比作仓廪，能够摄入食物并输出营养物质供全身所用。人以水谷为生，而脾胃又能够将其消化吸收为身体提供营养物质，可见脾胃在人体的位置多么重要。

中医上讲“脾为后天之本，气血生化之源。”在人还没有出生的时候，由先天的肾精给胎儿提供营养物质以满足其生长发育的需求。出生以后，所有生命活动所需的营养物质都要通过脾胃摄食提供。先天的不足能够通过后天的调养进行补给，也能够延年益寿；反之，如果先天的条件很好，却不重视后天脾胃的调养，也会多病减寿。所以说脾是后天之本，它决定我们后天的身体状况。脾主运化，只有当脾运化水谷精微的功能旺盛了，机体才能够健全自身的消化吸收功能，才能为精、气、血、津液提供充足的原料，才能使脏腑、经络、四肢百骸、筋肉皮毛等组织得到充足的养分。反之，若是脾胃的功能减退，机体的消化吸收机能就会跟着减退，甚至失常。

从天地四时的升降运动，我们也可以联系到脾胃的升降功能，脾主升清，只有脾气上升了，营养物质才能够运送到全身发挥其功效，脾以升为顺；胃主通降，食物进入胃后，在胃里进行初消化，然后再进入小肠进一步消化吸收，胃以降为和。脾胃居中焦，是升降的枢纽，直接影响着各个脏腑的阴阳升降，所以脾胃健康运转，脏腑才能够和顺协调，元气才能够充足，人体的机能才能更加活跃。

张仲景有“四季脾旺不受邪”之说，意思是说一年四季当中，我们的脾胃要是功能旺盛，身体就不容易受到病邪的侵袭，主要说的是调理脾胃对于疾病的预防和养生方面的重要性。正如那句“得胃气者生，失胃气者亡”，我们一定要认识到脾胃的重要性，保护好我们的脾胃，增强我们的体质，从而延长我们的寿命。

健康小贴士

如何保养脾胃

(1)保持良好情绪。要想保养好我们的脾胃，首先就要保证有良好的情绪。研究表明，不良情绪会使我们出现食欲下降、腹胀、消化不良等症状，而良好的情绪则有利于保持胃肠系统的功能。

(2)合理安排饮食。合理的饮食就是指三餐要定时、定量，切不可暴饮暴食、饥一顿饱一顿。同时，要多吃蔬菜，少吃油腻和刺激性食物，生冷食物也尽量少吃。

(3)注意冷暖变化。春秋两季天气变化无常，有虚寒胃痛的人一定要注意保暖；脾虚便溏的人，可以在肚脐处贴膏药，而且要少吃生鲜果蔬。

(4)适当锻炼身体。脾胃不好的人，应该多参加体育锻炼，比如散步、慢跑、打太极拳等，这些运动有助于胃肠蠕动，利于消化。

对别人有益的，对你不一定有益

当今社会，由于竞争日益激烈，各种压力也随之而来，人们的健康正在经受着越来越多的挑战和考验。如何保证在激烈的竞争中依然拥有一个健康的体魄，成为很多人关注的焦点之一。俗话说“适合自己的才是最好的”。在日常生活的各个方面，只有找到真正适合自己的，才能使生活变得更加轻松，更加美好。对健康的追求，同样离不开正确的选择，只有选择了正确的、适合自己的方式，才能有效地维护和促进身心健康。

食物疗法（简称食疗）是我国的传统养生方法，它主要指通过饮食对身体进行调养，从而达到强壮体魄的目的。如今，食疗越来越受青睐。有些人通过合理的食疗挡住了疾病的侵袭；也有些人因为盲目跟从别人的食疗方式，忽略了自身的具体情况，从而走入健康养生的误区。

“自从听说红薯能够降血脂之后，我和老伴就开始经常吃红薯了。吃了一年多，老伴的血脂下来不少。可我一吃红薯就拉肚子，这到底是为什么呢？我们吃的可是同一锅红薯啊。”到了医院之后，王阿姨对医生说道。原来，王阿姨的老伴患有高血压、高血脂，医生嘱咐他要注意饮食方面的调节，尽量少吃高热量的食物，多吃粗粮。一次闲聊中，听邻居说红薯有降血脂的功效，而且还抗癌，营养成分也很丰富。从此，王阿姨家的餐桌上就多了一种不可或缺的主食——红薯。坚持了一年多，老伴的血脂果然降了不少，王阿姨寻思，这红薯果然不错啊，正好我的胆固醇还有点高，要不我也吃红薯试试。这一试不要紧，吃了1个月红薯之后，王阿姨发现以前经常发作的腹泻更加频繁了，有时候刚吃完饭就得上厕所，几次下来，人一点儿力气都没有了。

到医院一检查，结果是慢性结肠炎。医生说，她的反复腹泻，和吃了大量的红薯不无关系。王阿姨就想不通了，凭什么老伴吃了红薯可以降血脂，自己吃了就得腹泻？面对王阿姨的疑问，医生解释道：红薯的确是不错的东西，但也因人而异。有的人吃了可以预防便秘，而有的人吃多了就会营养不良。如果不了解自己的体质，盲目乱吃，非但没有好处反而还会添麻烦。

我们都知道，红薯本身是有益的食品。它的膳食纤维含量十分丰富，可以促进肠蠕动，同时又可以带来饱腹感，热量还不高，对于一些习惯高脂肪及高热量饮食、便秘的人群来说，无疑是一个很好的选择。但是，对于一个患有慢性结肠炎的人来说，本来就很容易拉肚子，再加上红薯能促进肠蠕动，就更容易腹泻了。同时，红薯当中缺少脂肪和蛋白质，如果只是单纯地吃这一种食物，就会造成营养失衡，再加上腹泻，就很有可能出现营养不良的现象。老年人的消化功能弱，在饮食方面要注意营养是否均衡。

很多人认为，在腹泻的情况下吃高蛋白、高脂肪的食物会加重病情，必须要选择素食才好，其实这种想法是错误的，因为清淡饮食和素食是不能画等号的。人体出现腹泻时很容易缺乏营养，必须摄入一定量的蛋白质和脂肪，而蔬菜中的纤维素含量比较高，很可能会加重腹泻。

一种食物的好坏，其实没有一个具体的衡量标准，都是因人而异的。有的人听说吃苹果有好处，就拿苹果当饭吃，但是不见得就健康长寿，而且还有可能落下个营养不良。从营养价值的角度来讲，虽然各种食物的营养成分和功能有所不同，但无好坏之分，只有在了解自身体质的前提下合理搭配，才能充分吸收营养，达到食疗的根本目的。

健康小贴士

避免走入食疗误区

(1)忌盲目进补。老年人大多消化力弱，脾胃虚弱，如果服用大量的龙眼肉、熟地、阿胶之类的滋腻之品，会导致脾胃消化能力减弱，饭量减少，出现腹胀、腹泻等症状。

(2)忌滥用“药物食品”。“药物食品”如果不科学地食用，就会对我们的身体产生不良反应，破坏人的正常生理活动，甚至会导致疾病的发生。

(3)忌不辨宜忌。进行食疗时，熟悉食物对于不同人是否适合是非常重要的。例如鱼、鱼油中的二十二碳五烯酸对抑制血小板的凝聚起着重要的作用，能够防止心脑血管疾病，但对于那些体内血小板含量本来就少的人来说，很可能会引起自发性出血、伤口流血不止，甚至是脑出血。

有些食物是良药

早在两千多年前，希腊的医学之父希波克拉底就曾指出食物就是你的良药。一般来说，假如我们生病了，最直接的反应就是求医问药，同时我们也知道，药物或多或少会伤身。那么，有没有一种两全之策，既能治愈疾病，又能不伤身体呢？食疗的产生，可以说极大地缓解了这一矛盾。

食疗文化在我国源远流长，是长远的养生行为。我国第一部医学理论专著《黄帝内经》中提道："大毒治病，十去其六；常毒治病，十去其七；小毒治病，十去其八；无毒治病，十去其九。谷肉果菜，食养尽之，无使过之，伤其正也。"这段话让我们深刻体会到食疗养生的作用。

那么在日常生活中，可以作为良药的食物有哪些呢？

从颜色上看，红色食物有减轻疲劳、预防感冒的功效。这些红色食物主要有红辣椒、胡萝卜、苋菜、洋葱、番茄、红薯、老南瓜、海棠果、苹果、山楂、草莓、红枣。我们都知道，生来体质较弱的人，非常容易遭受感冒病毒的侵袭，经常食用红色食物，可以有效减少这种情况的发生。红色食物有助于缓解疲劳，并且有驱寒、防癌、提高记忆力、减轻疲劳、稳定情绪等作用，还可以令人精神抖擞，充满活力。提到胡萝卜，虽然比红辣椒的颜色要浅一些，但是其所含的胡萝卜素可以在体内转化为维生素A，而维生素A有保护人体上皮组织如呼吸道黏膜的作用，还能够防治夜盲症。经常食用，也可以增强人体抗感冒的能力。

蓝紫色的食物是天然的延寿"药方"。蓝色食物主要指的是海藻类食品，其中螺旋藻就含有18种氨基酸、11种微量元素和9种维生素，常吃螺旋藻能够强壮身体、帮助消化、提高免疫力、美容养颜、抗辐射等。虽然海藻为多糖，但它具有抗肿瘤、抗艾滋病等功能。紫色食物主要指甘蓝、桑葚、紫提、紫茄子、苋菜等，紫色食物含有丰富的芦丁和维生素C，长期食用能够对心脑血管疾病有预防作用。

被痛经"骚扰"的女性，可以食用亚麻籽来缓解疼痛。痛经是由于前列腺素在进入人体组织时，子宫所产生的痉挛性反应引起的。食用脂肪含量比较高的鱼类和亚麻籽都能够对前列腺素的释放进行阻止，起作用的因素是 ω－3 脂肪酸。所以，患痛经的女性可以每天吃 1～2 勺亚麻籽油，食用时，可将其抹在面包上吃或用其拌凉菜。

患偏头痛的人，可以通过食用脂肪含量较高的鲑鱼、沙丁鱼等鱼类来缓解疼痛。前列腺素和激素类化学物质是引起炎症和偏头痛的原因，而鱼类中的 ω－3 脂肪酸含量丰富，能够降低这类物质的形成。此外，偏头痛患者尽量少吃香肠、腊肠等加工肉类，味精、柠檬、红酒、巧克力等也尽量少食。研究表明，20% 的偏头痛患者发病原因都与这几种物质有关。

患有关节疼痛的人可以多吃一些富含维生素 C 的食物，如橙子、猕猴桃、沙拉、苦瓜等，因为维生素 C 能够减少关节的磨损，且对骨胶原的合成起着至关重要的作用，而骨胶原又是骨骼和软骨的重要组成成分。

姜能够在一定程度上缓解胃痛泛酸，因其加强食管底部括约肌的收缩，进而阻止胃酸反流到食管中。而那些脂肪含量高的食物，如黄油、肥肉会减弱食管底部括约肌的收缩功能，除此以外，辛辣刺激或酸味食物都可能会引起胃痛泛酸，患者尽量少食用这类食物。

食疗确实能够对防病、治病起到很好的功效，但并不意味着食疗能包治百病，更不能代替药物治疗。如果病情急重，或者在采取食疗后症状没有缓解，应及时到医院就医。

健康小贴士

食疗的优点

（1）无不良反应。食疗对人体没有毒副作用，而药物则不然。“是药三分毒”这句话大家一定不陌生，长期用药会产生各种毒副作用，还会使人对药物有一定的依赖性，对人体的健康造成危害。

（2）经济实惠。食疗中的食物基本上都是我们日常生活中的常见植物，价格低廉，能够让我们在日常的饮食之中达到防病治病的效果，是任何昂贵医药都无法比拟的。

（3）没有痛苦。食疗能够让人们在享受美食的同时祛除病痛，使我们避免了打针、吃药，甚至手术之苦。

补养自己的身体，这是健康的最大任务

身体健康是健康大观念的重要组成部分，是我们在日常生活中最为关注的话题之一，因为有了健康，才能为家庭撑起一片蓝天，才能为事业开辟一条道路。有健康不见得可以拥有一切，但是没有健康，打拼的道路上便注定荆棘丛生。

生活中不乏这样的憾事：精心操持的事业刚有起色，结果在一次体检中查出了绝症；年纪轻轻正是意气风发的时候，却因为精力过度透支而猝死……本应当是享受生活的美好时刻，却因为忽视健康而留下终身的遗憾。由此可见，补养好自己的身体，是走向健康最为关键的一步。

补养身体，不是简单地吃一些补品就可以一劳永逸的。一年四季，每个季节都有不同的补养方式。

1. 春季补养

春季是万物萌生的季节，对于调养身体来说也是大好时机。中医上有“四季侧重”的养生原则，春季应当以养肝补肝为主。立春后，肝的生理上就像春天的树木一样生发，人体内的阳气升腾。如果此时肝功能出现障碍，就会导致全身的气血运行紊乱，其他的脏器也会受到牵连，从而导致疾病的发生。

酸为肝的本味，如果春季里酸性食物摄入量过多，就会导致肝气过旺，而肝克伐脾，这样一来，难免会伤到脾脏。而脾又与胃关系密切，进而又会影响胃对食物的消化吸收。脾的本味是甘，为了抵抗肝气的侵犯，可通过增强甘味来增强脾气，进而增强机体的防御能力。陈皮（疏理肝气）、杭菊（平熄肝风）、韭菜（补益肝脏）、谷芽（柔肝和脾）等都是春季进补的食品。春季是万物生机勃勃的时节，正是选择菜品的最佳时节，随处可见的马头兰、苜蓿、蓬蒿菜等都能够起到清肝明目的作用。

春季，人的脾胃是很容易出现不良反应的，应当注意吃一些容易消化的食物来调理脾胃，尤其是老年人就更应该注意这些了，同时饮酒要适量。像粽子、切糕等黏冷肥腻食物尽量少食或不食，以免加重胃肠的负担，从而影响其他脏器的正常运转。如果调养不当，就会损伤肝气，而春季一旦伤了肝气，夏天就会心火不足，身体就容易寒变。

2. 夏季补养

炎炎夏季，饮食不当，中暑等问题就会频繁出现，严重时甚至会影响我们的心血管功能。中医认为，夏季生命活动较为亢进，体内的能量和营养物质会被大量消耗，此时要因时清补。只有进补得当，才能起到养生健身的作用。夏季的补养，常用"清补法"，是指用那些既能够补身体，同时又能生津液、解渴、消暑的食物或药物来对身体的不足之处进行补养的方法。

冷饮、凉拌菜、冰镇水果是夏季最受欢迎的食品。可是很多人在食用过后，都会出现腹痛、腹泻、呕吐等症状。不管是冰镇的西瓜还是啤酒，饮用或食用过度都会损伤我们的脾胃，进而诱发腹痛、腹泻等，甚至引起急性胃肠炎。

夏季，是微生物繁殖最迅速的季节，应当注意食物的存放问题。通常来说，夏季隔夜的食物是不能吃的，最好是现做现吃；果蔬生吃时要清洗干净，最好吃常温水果；在吃凉拌菜时要加一些蒜和醋，起到调味、杀菌的作用。即使天气酷热，饮食上也不能过度贪凉。除此之外，还要注意多补充水分，并注意盐分和维生素的补充。

夏季，是人容易产生疲劳感的季节，尤其是大汗过后，便容易出现筋疲力尽、胸闷气急等感觉。常处在空调环境下的人，还容易染上"空调病"，中医上讲就是易受风寒、伤阳气。

夏季昼长夜短，很多人都会由于各种原因改变作息时间，使体内的正常代谢规律受到干扰，容易造成"内火旺盛"。中医认为，此时除了对症吃一些"消火"药外，还要调整作息时间、休养身心。

3. 秋季补养

经过酷暑，人的身体损耗大，进食少，等到秋天来临，气温逐渐降低，很多人都会想到对身体进行补养。但是，不考虑自身的身体状况，而盲目地将补药、补品（如人参、鹿茸、燕窝、鱼翅、鸡肉、羊肉等）集中进补，这是很不科学的。这种"大补"不但起不到"补"的功效，而且还会浪费财力和物力，甚至对身体造成损害。

因此，秋季养生的原则是既要保证营养进补，又要利于消化吸收。在夏秋交换时,人体的抵抗力很弱,体质不好的人很容易得病,如果此时多吃一些能够增强人体免疫力的食品,对身体健康的作用是很大的。中医上讲金克木,即肺气太盛会损伤肝功能。所以秋天要增加酸的摄入,以增强肝脏功能,抵御过盛肺气的侵入。秋天应当少吃葱、姜、蒜、芥末、辣椒、韭菜等辛辣刺激性食物,要多吃水果和蔬菜。但需要提醒大家注意:饮食养生应当注重饮食五味的平衡,根据个人情况的不同来摄取食物。

4.冬季补养

俗话说“冬季进补,开春打虎”。冬季同样是需要进补的季节。入冬之后,应该如何进补呢?

进补,对老年人来说,更多体现在日常饮食中。例如,将牛奶和豆浆当作进补的最佳食物,每天早上喝一杯牛奶或一碗豆浆,对老年人冬天的保健十分重要。入冬后,阳光照射减少,老年人的身体容易缺钙,要多吃一些富含钙的食物,如豆制品、虾皮、海米、牛奶、海带、干果等。此外,维生素C的摄入也是必需的,维生素C能够增强免疫力,有效地防治感冒,可以吃一些富含维生素C的果蔬,如油菜、苦瓜、猕猴桃、红枣等。

儿童在进行补养时要注意:能抵抗过去的小病就不要吃药,抵抗不过去的病也不能乱吃药,没有病也不能乱给孩子吃补品。身体发育状况良好、没有疾病的孩子不需要用药物进补,只需要饮食均衡即可。需要进补的孩子有三类:一是有先天不足、生长发育迟缓的孩子;二是体弱多病,患有感冒、咳嗽、肺炎等疾病的孩子;三是脾胃虚弱、消化功能差、食欲不振的孩子。儿童进补不能盲目进行,要根据孩子的具体情况来实行。

现代的职业女性,整日在职场与家庭之间奔波劳碌,亚健康便成了许多女性的困扰。女性在冬天应该进补,这能够大大缓解亚健康的状态。在进补时应注意以下事项:①要根据身体状况进补,缺什么补什么,切忌盲目进补。没有出现气血两虚的情况,没必要补人参,只需进补一些蜂蜜、蜂王浆之类的日常补品即可。②可以吃一些滋补火锅。现在很多火锅店都推出了药膳羊肉、狗肉、牛肉等火锅,这些食物含有较多的蛋白质、铁等人体需要的元素,而在火锅中同时加入的枸杞、大枣、西洋参、海马等都是药性温和的补品,女性可以适当吃一些,但不必太频繁,一周一次即可。③冬虫夏草能够增强机体免疫力。海带中含有丰富的膳食纤维,利于通便、降血脂、降血压。吃海参能够起到增强免疫力、美容养颜的效果,海参含有人体所需的各种元素，几乎不含胆固醇，食用后也不会上火。

男士在冬季进补时除了要注意降低脂肪、胆固醇摄入和增加蛋白质摄入外，还要多补一点锌。锌是人体必不可少的微量元素，它是全身酶的活性成分，对免疫系统的调整起着非常重要的作用。同时，应当注意维生素 E 的补充，因为它能阻止自由基对血管壁的损伤，从而预防胆固醇对血管的堵塞，能够对冠状动脉粥样硬化性心脏病（简称冠心病）有一定的防治作用。

健康小贴士

进补须知

（1）掌握用量和用法。服用补药，要遵医嘱和按规定进行。在服法上要按疗程服用，不能“毕其功于一役”。

（2）不可长久服用。药性有寒、热、温、凉之分，各有其对应症状。服用补品时要适可而止。

（3）坚持缺什么补什么的原则。根据自身的情况来选择补品，否则不但达不到滋补效果，还会引起反作用。

生命并不是全在运动

“生命在于运动”。此话不假，适当的运动的确有益于人的身心健康，但是如果过度劳累呢，疲惫不堪的身躯带给我们的究竟是什么？

当前，职场竞争日益激烈，很多白领主动放弃了本该用来休息的时间，用日复一日的加班来保住自己的饭碗。可能这种“拼命三郎”的精神为他们带来了丰厚的薪水，带来了升职的机会，但同时也逐步把他们引向“过劳死”的边缘。

生命是一个动态的过程，但它同样需要“静态”的呵护。合理的休息和睡眠不但能够让人的精力更加旺盛，而且能够让一个生命绽放出它本来应有的光彩。

战国时期的名医文挚对齐威王说，他的养生之道是把睡眠放在头等位置，人和动物只有睡眠才生长，睡眠帮助脾胃消化食物。所以睡眠是养生的第一大补，人一个晚上不睡觉，就算他损失一百天也难以恢复。清代名医李渔也曾指出:“养生之诀,当以睡眠居先。睡能还精,睡能养气,睡能健脾益胃,睡能健骨强筋。”日常生活中,老百姓也常讲,“药补不如食补,食补不如睡补。”由此可见,良好的睡眠对于养生是非常重要的。下面我们来具体看一下优质睡眠给身体带来哪些好处。

(1)有利于消除疲劳,恢复体力。睡眠能够消除我们的身体疲劳。睡眠期间,我们的胃肠道和其他脏器都能够合成人体所需的能量物质,以供其活动时使用。另外,由于睡眠时体温、心率、血压均有所下降,呼吸及部分内分泌有所减少,从而导致基础代谢率降低,使体力得以恢复。

(2)有利于保护大脑,恢复精力。睡眠不足的人容易出现烦躁、激动、精神萎靡、记忆力下降等症状,长期处于睡眠不足的状态还会使人产生幻觉。而对于那些睡眠充足的人来说,则会表现得精力充沛、思维敏捷、工作效率高。这是由于大脑在睡眠时耗氧量会大大减少,从而对脑细胞的能量储存有很大的帮助。

(3)有利于增强免疫力,康复机体。睡眠还能够提高身体的免疫力,同时还可以加快组织器官的修复速度。现代医学将睡眠作为一种医疗手段,用来帮助患者从痛苦时期走出来,从而达到康复的目标。

(4)有利于儿童的生长发育。睡眠与儿童的生长发育关系密切,尤其是婴幼儿,出生后很长一段时间大脑都会继续发育,在这个过程中睡眠显得尤为重要,儿童在睡眠状态下会迅速生长。所以,保证儿童的睡眠质量,是保证其生长发育的重要手段。

(5)有利于延缓衰老,促进长寿。调查研究表明,长寿的老人都有良好的睡眠,人的生命就像燃烧的火焰,有规律地燃烧才能够维持得长久,而睡眠时间就好比火焰燃烧程度最弱的时候,也就意味着我们身体各个机能消耗最少的时候。因此,保证睡眠质量能够延缓衰老,保证生命长久。

(6)有利于人的心理健康。短时间的睡眠不佳,就会使人的注意力涣散,而长时间缺乏睡眠则容易造成不合理的思考等异常情况,不利于心理的健康发展。

(7)有利于皮肤美容。睡眠的过程中,皮肤毛细血管的循环会增加,分泌和清除过程也会加强,进而提高皮肤再生的速度。睡眠对于皮肤的美容是非常有益的,尤其是爱美女性,一定要保证充足的睡眠,才能够延缓皮肤的衰老。

休息好，才能工作好。充足的睡眠不是在浪费你的工作时间，而是为你的工作提供必要的、强大的动力支持。在追求工作业绩的同时，请你不要忽略必要的睡眠。

健康小贴士

如何保证良好的睡眠

(1)不过饱。晚餐宜吃七八分饱，以清淡为宜。

(2)不过动。睡前不宜剧烈运动。睡前看电视、说话聊天等活动都要适宜，不可过度。

(3)不过思。睡前应该静养心神，要做到“先睡心后睡眼”。

(4)不过点。最好在晚上9点之前入睡，最晚不要超过晚上10点半。

(5)不受风。晚上睡觉开窗、开空调等都不利于睡眠。

腰酸背痛不仅仅是劳累引起的

日常生活中，很多人都会出现腰酸背痛的现象，严重的时候会苦不堪言，严重影响了生活质量。很多人都认为腰酸背痛是劳累引起的，其实不然，引起腰酸背痛的因素还有很多。

(1)不良体位、缺乏锻炼、过度运动等都可能导致腰酸背痛。大多数的腰背痛都是因为腰背部的不良体位引起的下腰部劳损，腰肌乏力又会引起腰前突增大，也就是腰的弯曲度增大。

(2)腰背肌肉乏力、松弛会使腰部失去强有力的支撑，尤其是过度肥胖的人，会加重其劳损。

(3)腰部扭伤多发生在腰部肌肉和韧带，这两个部位由于过度牵拉或撕裂导致扭伤。日常生活中，不正确的弯腰、蹲、跳、站、坐等常会引起腰部扭伤，交通事故、运动创伤等也会造成腰部扭伤。

(4)精神紧张、情绪波动大也可能会引起腰部损伤。经济负担过重、家庭压力大等都会引起腰肌痉挛。

(5)骨骼关节在不同程度上影响着腰部的椎骨和椎间盘，它能够导致椎间盘萎缩，在椎体形成骨刺，并引起疼痛。

(6)椎间盘突出是严重腰痛及活动受限的根源。因为椎间盘的中心非常柔软,它的外面包着一层坚硬的囊,它能够凸出并且对神经末梢进行压迫,有时还可能脱出囊壁形成疝挤压脊神经。

(7)如果疼痛由腰部向腿部延伸,称为坐骨神经痛;如果脊神经因为持续受挤压而受损,就会使四肢产生麻木感或肌肉乏力。

如果已经患上腰酸背痛,就要及时就医,找出病因,对症治疗,不可轻信广告,胡乱用药。治疗方法可选择物理治疗,如果病情严重,也要配合药物治疗或手术治疗。具体方法如下:①保守治疗。要卧床休息,保持正确的作息时间和药物治疗,还可以用背架来支持身体和腹肌、背肌的运动复健,同时接受电疗、牵引等物理疗法。②外科手术。如果疼痛不能够通过保守治疗进行缓解,神经受损比较严重,脊椎的稳度不够,那么患者就要接受手术治疗。③恢复时期的疗法。日常生活中要保持正确的姿势,如正确的坐姿、站姿、睡姿。还要加强背部、腰部肌肉群的复健运动。④最好的预防方法就是每天进行半小时以上的全身性运动,如游泳、快走、慢跑等,这些运动能够增进我们全身的功能,对于关节和肌肉的伸展也有一定的帮助。⑤长时间保持一个姿势应当对腰部进行放松,如伸展腰肢、扭腰等。适度地变换颈部的姿势,每工作一段时间就要休息几分钟。⑥对于过度肥胖者,要适当地进行减肥以减少对腰部的负担。⑦提重物时要尽量贴近身体,弯腰和扭腰时要小心扭伤。⑧选择床垫时要软硬适宜,不能选择过软的床垫。尽量不要俯卧,会对腰部不利。⑨长期身心劳累的人容易出现腰酸背痛的现象,工作之余尽量放松自己也是预防腰酸背痛的方法。

腰酸背痛不仅是由于劳累所致,有些时候仅仅靠适当的休息是不能解决问题的,还要同时配合一些药物和手术治疗。也许开始的疼痛感不明显,容易将这些症状忽略,等到问题严重时,手术所带来的痛苦就会让人后悔莫及。所以,从现在开始关注你所出现的"腰酸背痛"现象。

健康小贴士

孕妇腰酸背痛的原因

因为胎儿处在腰椎之前的位置，随着怀孕时间的增加，孕妇的上半身会逐渐变成反弓形以保持平衡。而此时增加了腰椎曲度，再加上腹肌的支撑力下降，孕妇的下背肌就会处在一种过度紧绷的状态；同时，血液要集中供给胎儿，会造成背肌的缺氧更加严重，便会出现下背酸痛的现象。

怀孕期间卵巢会分泌一种能够减少关节中胶原蛋白紧度的物质，叫做松弛素。它能够使关节、韧带变松，从而导致支撑身体的力量变弱。尤其是怀孕末期，耻骨纤维软骨和韧带都会变松弛，便会出现腰酸背痛的现象。

头晕不是小病

头晕，在我们的日常生活中可能会经常出现。通常来说，头晕指的就是头晕眼花、眼前发黑、头重脚轻等。比如你从座位上突然起身或蹲下后站立，都会出现头晕眼花、头重脚轻、眼前发黑等现象，但这种现象一般持续数秒后便可消失。还有晕车、晕船等属于假性眩晕。

真性晕眩就不同了，通常情况下是由于体内的平衡器官，如耳、脑、各个脏器、血液等病变引起的。我们平时都会将头晕当成小毛病，认为只要适当地休息一下就没事了。如果是长时间头晕，就要格外小心了，这可能是重病的征兆。

通常情况下，引起头晕的因素有以下方面。

（1）高血压。人的血压骤然上升或骤然下降都会引起头晕，高血压病人通常表现为头晕、头痛，同时伴有耳鸣、眼花、心悸、注意力下降、记忆力衰退、四肢麻木、浑身无力、易烦易怒等症状。

（2）颈椎病。颈椎增生会对颈部椎动脉产生挤压，从而导致大脑供血不足，这是引起头晕的重要原因。此时，头晕的发作常与头颈转动有关，还会伴有颈部发紧、灵活度受限、疼痛、手指发麻、发凉等症状。

（3）贫血。贫血时会出现头晕、乏力、面色苍白等现象。此外，消化不良、消化性溃疡、消化道出血以及慢性炎症等疾病都会激发贫血，进而引起头晕等症状。

(4)心脏病、冠心病早期,有人会出现头痛、头晕、四肢乏力、精神不集中等症状。主要是由于冠状动脉发生粥样硬化,造成供血不足,进而引起头晕。

(5)高血脂、血小板增多。这两种疾病都会使患者的血黏度增高,血流速度缓慢,导致大脑供血不足,容易出现疲倦、头晕、乏力等症状。造成高血脂的原因很多,最主要的就是平时的饮食结构不合理。

(6)脑动脉硬化。患者会出现头晕、失眠、耳鸣、情绪波动大、健忘等现象,脑动脉硬化会使血管的内径变小,脑内血流量下降,导致脑供血、供氧不足,引起头晕。

(7)一次性脑缺血。小范围的血栓、高血压等疾病引起的腔隙性脑血栓或腔隙性脑出血导致的头晕症状。

除此之外,感冒、休息不当、劳累、饥饿,或是服用某些药物、注射某些针剂等都会导致头晕。

我们了解了头晕的各种症状及原因后,那么该如何预防及治疗头晕呢?对于头晕的预防保健,我们应当从以下几点入手:①有病不要乱投医,更不能乱用药物,要及时去医院做相关检查,如果需要服用某些药物,要在医生的指导下进行药剂和药量的选择,以便达到治疗的最佳效果。②头晕发作时,应该卧床休息,以防跌倒,同时还要保持环境的安静、空气的新鲜,这样对缓解头晕有一定的作用。尤其是老年人,头晕时更要注意这些细节。③饮食要清淡并且营养丰富。平时的饮食中要注意少盐,适量地饮水,同时多吃一些果蔬。切忌通过饮用茶水来降低前庭系统兴奋性来缓解头晕的做法。④平时要注意多休息,养成良好的生活习惯,切忌过度疲劳和精神压力。⑤平时要加强锻炼,在身体允许的情况下进行适当的锻炼,如慢跑、游泳、练瑜伽等。

通过这些介绍,大家也能够看出,头晕并不是个小问题,它可能是某些疾病的信号。经常出现头晕的现象一定要及时就医,找出导致头晕的因素,并及时进行治疗,防止病情恶化。

健康小贴士

如何缓解酒后头晕

(1)蜂蜜水。蜂蜜中含有一种特殊的果糖,能促进酒精的分解吸收,减轻酒后头晕、头痛症状。

(2)番茄汁。番茄汁中也含有特殊的果糖,能促进酒精的分解,能缓解酒后头晕感。

(3)用适量的薄荷油或酒精涂抹在太阳穴处,用手轻轻按摩,能够缓解酒后头晕、头痛的症状。

(4)冰敷法。用毛巾包好冰块敷在额头,或用冷水泡脚,都能够减少头部血流量,缓解头晕、头痛症状。

(5)鲜橙法。将鲜橙去皮,在锅中放入适量水,将橙子皮放入锅中煮沸,再放入少许盐。每隔5分钟饮用1次,3次后就可以缓解酒后头晕、头痛。

不可忽视的眼部问题——斜视

斜视,指的是两只眼睛的视轴不能同时注视在同一目标上,仅有一只眼睛的视轴注视目标,另一只眼睛则偏向目标一侧的现象。斜视分为很多种,眼球向内偏斜是最常见的,医学上称为内斜视,其实就是我们日常生活中所说的"对眼""斗鸡眼"。眼球向外偏斜,称为外斜视,也就是我们平时说的"斜白眼"。儿童时期容易发生斜视。斜视指的不光是两只眼睛的相对位置出现了明显的偏差,还包括没有出现斜位但双眼出现不正常的情况。所以,斜视的概念应该理解为两眼的相对位置和功能出现异常的现象。儿童为什么会容易出现斜视呢?原因有以下几种。

(1)视功能发育不全。儿童尤其是婴幼儿,大脑中视觉中枢的发育还不够完善,对眼外肌的收缩和舒张还不能很好地控制,因此在外界因素的刺激下,如发烧、惊吓、外伤等,都可能会使双眼单视力功能减弱或丧失,进而诱发斜视。

(2)先天因素。如果先天性眼外肌发育不完善或出现异常,或支配眼睛外肌运动的神经出现先天性麻痹,都会导致斜视。

(3)产伤。难产引起的眼睛外肌和外肌神经损伤都可能造成眼睛位置偏斜。

(4)眼球运动中枢控制能力降低。如果集合能力过强或外力伸展不足,或两种现象同时存在,都会导致内斜;相反,如果向外展的过强或是集合能力下降,或两种现象同时存在,则会导致外斜。

(5)用眼不合理。用眼过度或用眼不卫生都可能会导致斜视。

一旦出现了斜视现象,要及时去医院检查,首先要做散光验光,根据不同的情况进行调整或治疗,如配戴眼镜、手术治疗等。具体的方法如下:①共同性斜视治疗。斜视的治疗目的不仅是为了外表看起来舒服,更重要的是提高视力,增加双眼单视功能机会。首先,要进行验光配镜,矫正屈光不正。对于部分儿童内斜视通过配戴眼镜能够使部分或全部斜视症状消失。其次,要治疗弱视,进行正位式训练。视力在0.5以上或双眼视力相等但无双眼单视的人,可以做正位视训练,消除抑制,加强融合功能,扩大融合范围,建立立体视。最后,对于那些小度斜视来说,可以通过配戴三棱镜进行矫正。然而,大部分的斜视都是要通过手术才能够矫正的。②麻痹斜视的治疗。如果知道病因,可以根据病因进行治疗;病因不明确的,可以试用抗生素及皮脂类固醇进行治疗。也可以采用支持疗法,肌内注射维生素 B_1、维生素 B_2,使用能量合剂及肌苷等,有助于神经功能的恢复;如果出现复视现象,可以遮盖单眼,用一只眼睛来看事物。病因已经消除,或者是病变不能恢复的人可以通过三棱镜或手术进行治疗。

小孩子出现轻微的斜视可能不会引起家长的注意,但这是非常危险的。有些小孩喜欢模仿电视节目中出现的斜视表演,这种情况是坚决不允许的,因为很可能会因斜视过度而导致眼睛不能够再恢复到正常状态,所以家长平时要多注意孩子的行为举止,尽量杜绝这种情况。

成年以后,斜视是很难矫正的,多数情况下要通过手术治疗才能够矫正,这样斜视对我们的眼睛也会有一定的伤害,如果任其发展,又会影响我们的整体形象。所以,要尽量预防出现斜视现象。

健康小贴士

这样吃对你的眼睛有好处

眼睛是一个能量消耗高、耗氧量高的器官，所以我们的一日三餐都应该保证健康的饮食，蛋白质、脂肪、维生素、碳水化合物、矿物质等的摄入要充足，搭配的比例也要合理，这样才能够预防眼病。

如果眼病的发生与缺乏维生素A有关系，那么可以吃一些动物肝脏、蛋黄、胡萝卜等，这些食物对眼睛有一些帮助，因为这些食物中含有大量的维生素A。老年患者要多吃水果和蔬菜，能够补充维生素C、维生素D和维生素E，这些维生素都有抗衰老和抗氧化的作用。中医上讲，枸杞有养肝明目的作用，长期服用能够保护我们的眼睛。

口干不一定是口渴

口干是由多种因素导致唾液减少的现象，可以分为生理性和病理性两种。这种症状可以单独存在，也可能会伴有其他症状。临床可见的唾液分泌正常却感觉口干所表现出来的症状也不尽相同，有的烦渴多饮，也有的口干却不思饮。所以，必须明确诊断才能对症治疗。

（1）高热，严重呕吐，腹泻，急性肾功能衰竭多尿期，高温环境中排汗过多等因素造成需水量增多，但机体的摄水量却严重不足的，应当及时去医院进行诊治。

（2）口干伴有口角炎，咽部和鼻腔黏膜干燥，并且有唇炎、舌炎、阴囊皮炎等症状的应当及时去医院就诊，很可能是缺乏维生素 B_2 所致。

（3）更年期的妇女，常伴有口干，萎缩性舌炎，口腔黏膜糜烂，灼痛及刺激痛等，要及时去医院诊治，很可能是更年期综合征。

（4）糖尿病病人常会出现口干症状，应及时去医院就诊。

（5）妇女口干、眼干、涎腺（唾液腺）两侧弥漫性肿大、无压痛或伴有类风湿性关节炎，要及时去医院进行诊治，很可能是干燥综合征。

（6）抗乙酰胆碱类药物，抗高血压类药物，精神病治疗药物等都会使唾液的分泌量减少，出现口干的现象，停药后症状很快就会得到缓解。

（7）咽癌，头颈部恶性肿瘤等经过放射性治疗后的病人出现口干的现象，应当去医院进行诊治，很可能是放射治疗导致唾液腺腺体萎缩造成的。

就口干而言，如果是天气炎热、空气干燥、饮食不适等引起的，通过多喝水或喝饮料就能够缓解这种现象；但如果长期口干就应当查明原因进行对症治疗。对于明确病因的口干症状，要采取以下措施进行治疗：①治疗全身性疾病。a. 代谢性疾病患者，如糖尿病、甲状腺功能亢进症（简称甲亢）患者等。b. 免疫性疾病患者，如干燥综合征患者等。c. 出现营养障碍的消化系统疾病患者，应分别到内分泌科、免疫科、消化科就诊。②合理用药。如治疗高血压常用的尼莫地平、三环类抗抑郁药、利尿剂等，这些药物都有一定的不良反应。长期使用抗生素、激素等会导致口腔菌群失调，从而引起口干。③维生素及微量元素替代疗法。对于那些有营养障碍的患者来说，可以通过药物适当地补充维生素和微量元素。④药物治疗。常用的药物如胆维他，能够增加唾液的分泌量；必咳平，能够抑制涎液细胞酸性黏多糖的合成，降低唾液黏度。⑤调节植物神经功能。对于那些由于神经因素而引起的老年性口干，可以选择调节植物神经功能的药物对其进行治疗，如谷维素。

所以说，口干并不一定就是口渴引起的，有很多方面的因素会导致口干的现象。

健康小贴士

刺激唾液的分泌防止口干

（1）嚼口香糖。咀嚼口香糖是在何时何地都能够刺激唾液腺分泌唾液的好方法，下巴的运动和口香糖的甜味都能够增加唾液的分泌。最好选择无糖口香糖，还可防止龋齿。

（2）吃水果。如果你不太喜欢口香糖，也可以多吃一些水果，水果中的水分能够缓解口干的感觉，同时咀嚼水果时还能够分泌唾液。

（3）适量嚼冰。嚼冰能够湿润你的口腔，同时下巴的运动还能够激活唾液腺分泌唾液。嚼冰不适合在冬天进行。

（4）不要总吃流体食物。常吃流体食物，会使你的咀嚼量变少，从而降低唾液的分泌量。

（5）多吃纤维性食物。高纤维的食物通常要咀嚼得更充分，从而刺激唾液腺分泌更多的唾液。

（6）补充复合维生素。维生素的缺乏会使口腔中的水分减少。核黄素和维生素A的缺乏也会造成口腔干燥，所以应当每天补充一定量的复合维生素。

甲状腺肿大不一定就是缺碘

甲状腺肿大是由于缺碘引起甲状腺增生肿大，有些地区会呈现地方性克汀病。除此之外，还有高碘性地方甲状腺肿。甲状腺多呈弥漫性对称性肿大，晚期还可能呈现结节型。临床上可见压迫症状，多以气管受压较多，患者会出现喉咙紧缩，慢性咳嗽，劳动后气急、喘鸣等症状。食管受压，导致吞咽困难；喉返神经受压导致声音嘶哑；胸骨后骨状腺肿，会压迫上腔静脉，导致上腔静脉综合征。甲状腺肿大与多种疾病都有关系，这种症状出现时要引起我们的重视。

（1）心悸、胸闷、多汗、失眠、消瘦、乏力、腹泻、甲状腺肿大、眼球突出等症状和体征提示可能是甲亢。

（2）颈部变粗，质地柔软，肿大明显时，颈前肿块会向前突出下坠或向后压迫，导致呼吸不畅，甚至呼吸困难，还会出现吞咽困难；结节型者结节大小、软硬不均；通常情况下没有全身症状，但有地方性流行病史的是单纯性甲状腺肿。

（3）急性疾病，甲状腺一侧或双侧肿大并且比较硬，伴随着局部疼痛，而且会向耳后、后头顶放射，全身畏寒发热，这种情况多出现在中年妇女身上，很可能是亚急性甲状腺炎。

（4）甲状腺大多呈弥漫性增大，有的呈结节，没有疼痛感，也没有全身症状；但个别有一时甲状腺功能亢进症状，病久者可能会出现某种甲状腺功能下降的症状，如胃纳减少、无力、轻度浮肿等，多出现在中年妇女身上，很可能是慢性淋巴性甲状腺炎。

（5）在甲状腺一叶内出现肿块，生长迟缓，多为单发性，有完整的包膜，和周围的正常组织分界清楚，没有疼痛感，结节质地中等硬度，表面光滑，与周围没有粘连现象，能随吞咽上下移动，很可能是甲状腺肿瘤。

（6）早期并没有明显的症状，仅仅是颈前区出现了硬性无痛性的肿块，表面不平，而且肿块的增长速度很快，吞咽时上下移动度小。之后，会出现颈淋巴结转移；还可能会出现压迫症状，如呼吸受阻、吞咽费力、声音嘶哑等，以及颈交感神经麻痹综合征（Horner 综合征），很可能是甲状腺恶性肿瘤。

（7）长期服用药物导致甲状腺肿大，如硫脲类药物，保泰松，硫化钾等。

（8）发生于青春期、妊娠期、哺乳期，甲状腺呈轻度或中度肿大，表面比较光滑而且质地柔软，甲状腺功能正常。这种情况常可自行恢复，属于生理性甲状腺肿大。

如果我们的颈部出现了肿大、变粗的现象，一定要及时进行检查、治疗。①地方性甲状腺肿大的治疗方法很多，如内科药物、针灸、中药、手术等治疗。原则上来说要先进行内科治疗，如果效果不佳，再在医生的指导下选择其他方法进行治疗。②散发性甲状腺肿。可以先补充一定量的甲状腺激素，剂量不宜过大，否则可能会造成甲亢。③生理性甲状腺肿大要适当地补充碘，过了这个时期，就可以停止补充；药物性甲状腺肿大，要停止使用药物；先天性甲状腺肿大，可以适当地补充甲状腺激素，也可以每天补充适量的复方碘溶液。④成药自疗法。

所以说，甲状腺肿大不一定就是缺碘，如果我们出现这种状况，一定要先去医院进行检查，找到病因再进行相应的治疗，不能一味地补充碘，否则很可能会引起其他不适。

健康小贴士

生活中如何防治甲状腺肿大

（1）多吃一些富含碘的海产品，如紫菜、海带、海米等。

（2）保持心情舒畅、平和，尽量控制自己的情绪，不要轻易生气、烦躁。

（3）妊娠期甲状腺肿大，一般不需要治疗，妊娠期过后会自行消退。

（4）补充热量。甲状腺功能亢进会提高全身的新陈代谢速率，每天要注意热量的补充。

（5）蛋白质。每天要补充充足的蛋白质食物，如肉、蛋、牛奶等。

（6）维生素因为热量提高而增加其消耗量，尤其是B族维生素，补充要及时。

（7）碘。碘为甲状腺激素的组成成分，甲状腺功能亢进者要补充适当的碘化合物，碘化合物能够增加甲状腺激素贮存量并减少释放，但过量会影响治疗。

（8）避免刺激性食物的摄入，如茶、咖啡、酒等。

心肌梗死不是老年人的“专利”

心肌梗死是指由于冠状动脉闭塞、血流中断而导致的部分心肌严重而持久性的缺血，从而发生局部坏死。临床表现：剧烈而持久性的胸骨后疼痛，发热，白细胞数量增多，红细胞沉降速率加快，血清心肌酶活力增高，进行性心电图变化。

征兆：突然出现比以往剧烈或频繁的心绞痛，而且心绞痛的持续时间较长，诱因不明显，普通疗法效果较差，心绞痛发作的同时伴有恶心、呕吐、心动过缓等症状，甚至出现心律失常、血压波动大等。肠胀气也比较常见，重症患者会发生呃逆。这些都是心肌梗死的先兆。

心肌梗死的主要症状：梗死的大体症状与心绞痛相同，只是常在安静或睡眠时发作，疼痛的程度比较大，范围比较广，持续的时间也比较长，可能是数小时甚至数天。休息和含硝酸甘油并不能缓解这种现象。病人常表现出烦躁不安、恐惧、出汗，还会出现濒死感。有些病人的疼痛部位不典型，因此常会出现误诊。

绝大多数的人一定会认为心肌梗死是发生在老年人身上的疾病，其实这种认识是不全面的。随着生活节奏的加快，这类疾病正趋向年轻化。心肌梗死的诱因主要包括以下几种。

(1)过劳。体力劳动过量，负重爬楼，过度的体育运动等，都会加重心脏的负担，心肌的需氧量突增。同时，冠心病病人的冠状动脉已经发生了硬化、狭窄，血管不能充分扩张，从而引起心肌短时缺血。缺血、缺氧又会引起动脉痉挛，从而加重心肌缺氧的现象，严重时会造成心肌梗死。

(2) 激动。有些心肌梗死是由激动、紧张、愤怒等激烈情绪的变化导致的。我国开展的老年人门球运动是根据老年人各方面特征设计的比较轻松的体育活动，但是比赛中过分在意输赢，心情处于紧张状态也会诱发急性心肌梗死。

(3)暴饮暴食。很多心肌梗死的病例都发生在暴饮暴食之后。国内外相关资料表明，周末、节假日时，急性心肌梗死的发病率比较高。在摄入大量的高脂肪、高热量的食物之后，血脂的浓度会突然增高，导致血稠度增加，血小板的凝集性增高。在冠状动脉狭窄的基础上会形成血栓，导致心肌梗死的发生。

(4)手术。手术中的麻醉可能会引起低血压，严重时会引起神经内分泌失衡，免疫力下降。年轻人的心肌梗死或猝死多是由这种情况所致。

(5)出血、休克。外伤或手术引起的大出血，各种因素造成的休克，都可能诱发急性心肌梗死。一方面是由于失血、低血压造成缺氧和冠状动脉灌注减少，另一方面还可能是体内代谢发生了变化所致。

(6)冷刺激。突然出现的寒冷刺激会诱发急性心肌梗死。冬、春两季是急性心肌梗死发病率比较高的季节，在这两个季节，冠心病病人要注意保暖。

(7)便秘。老年人一定要注意这一点。因为便秘在老年人中是十分常见的，而它的危害却并没有得到充分的认识。临床证明，由于便秘时用力屏气而导致心肌梗死的人并不少见，它也是再发性心肌梗死的诱因之一。所以，这个问题要引起大家足够的重视。

健康小贴士

心肌梗死患者应注意的事项

要做好生活护理。休息能够降低新陈代谢作用，减少氧的消耗量，减轻心脏负担。急性心肌梗死患者早期要卧床休息，饮食起居等都要有人协助。

要保持室内的安静、舒适、整洁，以免患者过度兴奋或激动。

患者要吃一些低脂、低糖、低胆固醇、低盐、高维生素、高纤维、高优质蛋白质的流体食物和半流体食物，保持大便通畅。

心理护理。急性心肌梗死患者通常伴有胸痛、胸闷等症状，还会出现濒死感。而且对医院会产生恐惧、不安、焦虑感。所以，要对这类患者进行积极的疏导工作，使他们能够积极地配合治疗，降低致死率。

急性心肌梗死伴心功能不全时常伴有胃肠功能紊乱，饮食上要更加注意，患者要多吃一些容易消化的食物，如粥、鸡蛋羹等。

注意在高发季节的饮食。深秋和冬季是心肌梗死的高发季节，要注意防寒保暖，同时多吃一些温性和具有活血化淤功能的食物，尤其是粥类，很适合这类患者食用。

乳房胀痛不可小视

很多女性朋友时常会出现乳房胀痛的现象，引起这种现象的原因主要有以下几方面。

（1）青春期乳房胀痛。女孩最早出现这种现象在9～13岁，这时女孩的乳房刚刚开始发育，会出现轻微的胀痛感。月经初潮后，随着乳房发育的成熟，胀痛感会自行消失。

（2）经前期乳房胀痛。女性在月经来潮前，可能会出现乳房胀闷、发硬、压痛等现象，严重时乳房轻微震动或碰撞都会胀痛难受。主要是由于经前体内雌激素分泌增多，乳腺增生和组织水肿所致。经期过后，症状便会消失。

（3）孕期乳房胀痛。妇女怀孕40天左右，胎盘和绒毛会分泌大量的雌激素、孕激素、催乳素，导致乳腺增大，进而产生乳房胀痛，严重时会持续整个孕期。

（4）产后乳房胀痛。产后3～7天会出现乳房胀闷、硬结、疼痛，主要是由于乳腺淋巴潴留，经脉充盈，间质水肿，乳腺导管不畅所致。

（5）人工流产后乳房胀痛。主要是由于妊娠突然中断，进而导致体内激素水平骤然下降，乳房变化也会突然停止，造成乳房疼痛。

女性出现的乳房胀痛现象通常属于正常的生理变化，但是对于长期而且没有缓解的胀痛，或疼痛感越来越重，有时发现乳房内有凹凸不平、边缘不清的肿块时要及时去医院进行检查，并及时治疗。

日常生活中也要注意进行护理，才能够防止乳房出现各种不适症状。①养成良好的饮食习惯。要进行低脂高纤维的饮食，这类食物如全谷类、蔬菜、豆类等，还要摄取一些维生素。饮食中要富含维生素C、钙、镁及B族维生素。还要少吃奶油。多吃少盐饮食，因为高盐会使乳房胀大，月经来前一周尽量避免食用高盐食物。②按摩乳房。轻轻地对乳房进行按摩，能够让过量的体液回到淋巴系统。③戴稳固的胸罩。胸罩有防止乳房下垂的功能，除此之外，更重要的作用就是防止已经受压迫的乳房神经再受一层压迫。④热敷。这是一种比较传统的方法，可以用热水袋、电热宝等缓解乳房疼痛。如果采用冷、热交替的敷法效果会更好。⑤防止肥胖。对于过度肥胖的女性来说，减轻体重对于缓解乳房胀痛等不适症有很好的帮助。⑥切忌滥用药。有些人会通过吃一些止痛药或消炎药来缓解乳房胀痛(如抗生素、复方阿司匹林片等)。其实，这种做法是不科学的，有时甚至还会引起不良反应。

虽然绝大多数的乳房胀痛现象都属于正常的生理疼痛，如果这种现象频繁发生，或者疼痛感强烈，那么就要引起注意，很可能是出现了乳房疾病。

乳房经常出现胀痛或疼痛难以缓解的女性，80%患上了乳腺增生或乳腺炎。乳腺癌很少会有疼痛感，只是在触摸乳房时会发现有块状物，并且经过医生诊断才能确诊。

乳腺增生的疼痛程度也会随着月经周期的变化而变化，经前期时加重，行经期间疼痛会慢慢缓解。还会有乳房肿块，增生肿块的大小也会随着月经周期发生改变。乳腺增生时，肿块会呈片状、块状、颗粒状，大小不一，活动度好，与周围组织并没有粘连。相反，乳腺恶性肿瘤会呈现进行性增长，而且边界不清，活动度差，和周围的组织会有明显的粘连。

乳腺炎常发生在产后，尤其是产妇的产褥期，乳房会出现剧烈疼痛，伴有乳房红肿、触痛、发热等。

乳腺癌早期，其症状是不明显的。由于乳房的血液和淋巴的分布决定了乳房与腋窝组织的密切联系，腋窝便成为乳腺癌转移的首要目标，因此腋下痛可能是乳腺癌的征兆。

所以，乳房肿痛也是不容忽视的，我们必须时刻提醒自己关注身体所发生的变化，以防疾病的发生或恶化。

健康小贴士

玫瑰金橘饮——治疗经期乳房胀痛

玫瑰花适量，金橘饼适量。首先，将玫瑰花花瓣散开，洗净控干；将金橘饼切碎，同时放入带盖的杯子中，用沸水冲泡后拧紧杯盖，15分钟后即可。可以当茶饮用，可冲泡3~5次，玫瑰花瓣和金橘饼也可以直接嚼碎服用。隔日泡服1次，连续服用7天。玫瑰金橘饮能够起到止痛的作用，可有效防治经前期乳房胀痛。

阿尔茨海默病——从年轻开始预防

阿尔茨海默病（俗称老年痴呆）是目前比较常见的疾病，它是指由于老年性脑萎缩而导致的进行性脑器质性痴呆。

痴呆的早期表现为记忆力下降，病人常常丢三落四，对近期发生的事很快就会遗忘，有时甚至对几个小时前吃过的东西都记不起来。而且，病情会越来越重，过去的事情也会忘记，比如：不能回忆过去的经历，记不起朋友的名字，严重时甚至连家人都不认识。有的病人会表现出情感障碍，初期表现为情绪不稳定，感情脆弱，容易流泪，对很多事都会表现得很惆怅，对一些小事表现得烦躁不安。

还有一些病人会出现认知障碍，开始表现为注意力下降、思想涣散、说话重复，做事优柔寡断下不了决心，与以往的表现形成鲜明对比。有些病人有心理障碍，这类病人的记忆力减退，会忘记自己将东西放在什么地方，经常会对周围的人产生怀疑，总认为有人偷了他的东西。

有些病人会感到身体不适，去医院进行检查，并未查出病症，但仍然感到痛苦。这类患者性功能低下，还会怀疑自己的配偶对自己不忠，为此，经常会发生家庭争吵。少数病人还有行为障碍，经常会做一些与自己先前性格相反的事情，比如：以前不吃甜食，现在却什么都吃；以前性情温和，现在却经常打人、骂人等。

老年痴呆并不是只有老年人才要注意，现在有很多中年人也会出现老年痴呆的症状，所以要从中年开始预防。老年痴呆如果在痴呆初期发现，在生活中采取一定的措施并配合药物治疗可以控制不让其恶化，还有可能向好的方向转化。老年痴呆的预防措施主要有以下几个方面。

（1）饮食要均衡，尽量少摄入动物性脂肪，盐的摄入量也要控制在6克左右，其他营养物质，如碳水化合物、膳食纤维、维生素、矿物质等的摄入量要均衡。

（2）适度运动，要维持腰部、脚部的健壮。手的运动也很重要，做一些精巧的手工、打牌等能够促进大脑的活力，写日记、弹乐器等能够对老年痴呆有一定的预防作用。

(3)要避免过度饮酒、抽烟,生活要有规律。饮酒过量容易导致肝功能障碍,引起脑功能异常。

(4)预防动脉硬化、高血压、肥胖。对于这些疾病,要早发现,早治疗。

(5)走路要小心,因为头部摔伤也可能会导致痴呆。

(6)要积极地使用我们的大脑,预防大脑退化。生活中各个方面都要动脑,比如:别人说个智力测试,你也要积极地想一下答案,不能只坐在一边等待结果。

(7)关心他人,保持良好的人际关系,并明白自己的生存价值。

(8)保持年轻的心态,出去跳跳老年操,适当地打扮一下自己,要避免意志消沉、唉声叹气,随时保持开朗的心态。

健康小贴士

预防老年痴呆的食物

(1)富含叶酸的食物。体内叶酸的缺乏可增加患痴呆的风险。含有丰富叶酸的食物:绿叶蔬菜、番茄、菜花、西瓜、菌类、酵母、动物肝脏等。

(2)富含维生素 B_{12} 的食物。研究发现,人体内缺乏维生素 B_{12},会导致身体内的转钴胺素的结构和作用发生变化,使免疫球蛋白的生成出现衰竭的现象,抵抗力下降,严重者还可能引起神经细胞的损害。富含维生素 B_{12} 的食物有雏菊、香菇、鸡蛋、牛奶、动物肾脏及各种发酵豆制品等。

(3)富含卵磷脂的食物。老年人记忆力下降的主要原因就是乙酰胆碱含量不足。乙酰胆碱是神经系统在信息传递时必需的化合物,人脑会直接从血液中摄取磷脂和胆碱,将其转化为乙酰胆碱。长期补充卵磷脂能够减缓记忆力的衰退进程,预防或延缓老年痴呆的发生。富含卵磷脂的食物:蛋黄、大豆制品等。

(4)富含核酸的食物。核酸是遗传物质的基础。随着年龄增长,身体内的核酸会逐渐减少,所以需要从食物中及时补充。富含核酸的食物:鱼虾类,菌类,水果和新鲜蔬菜等。

(5)富含维生素的食物。维生素A、维生素C、维生素E及B族维生素都有延缓血管硬化,防止大脑老化和预防老年痴呆的功效。多吃一些绿色蔬菜与新鲜水果,能够获得丰富的维生素。

第二章

饮食有学问，会吃不生病

中国传统食品——蕴含健康生活的秘密

随着人们物质文化水平不断提高，越来越多的食品充斥着人们的视线。当今追逐“洋快餐”已经成为一种时尚，越来越多的人被“麦当劳”“肯德基”所迷惑。殊不知国外正在发展健康的饮食文化，逐渐向着中国的传统饮食靠近，中国的传统食品到底有什么健康奥秘呢？

中国的传统食品种类繁多，主要是五谷杂粮和果蔬。

既然提到五谷杂粮，那我们先简单介绍其中几种常规食物对我们饮食健康的影响。

首先，我们来介绍一下玉米。经过专家长期研究发现，玉米中的脂肪，磷脂，B族维生素的含量均排在其他谷类食物的前面，其中，脂肪的含量是大米、面粉的2倍，而胡萝卜素的含量更是高出面粉和大米很多。玉米中含有一种叫作亚油酸的物质，能够降低人体的胆固醇含量，从而降低心脑血管疾病的发生。它还含有丰富的维生素E，能够起到驻颜美容的功效。另外，玉米中的钙含量也很高。还含有一种叫作谷胱甘肽的抗癌因子。玉米的高纤维性还可促进胃肠蠕动，帮助胃肠进行消化，还可以减少有毒、有害物质在胃肠中的存留，并减少其对胃肠的刺激，甚至还可以降低结肠癌的发生。

然后，我们再看一下小米。小米又名粟米、稞子、黏米、粟谷。《本草纲目》中提到，小米“治反胃热痢，煮粥食，益丹田，补虚损，开肠胃”。研究表明，小米粥表面漂浮的一层“米油”营养极为丰富，甚至可以代替参汤。用小米煮粥，睡前食用，能使人安然入睡。小米因富含维生素B_1、维生素B_{12}等，可以预防消化不良及口角生疮。

说一下高粱，高粱又名蜀黍、芦粟、桃粟、高粱米、番黍、荻粱等，性温，味甘、涩。高粱所含的蛋白质中赖氨酸的含量比较低，属于半完全蛋白质。烟酸的含量不如玉米多，却能被人体吸收利用，因此可以有效地预防“癞皮病”的发生。

再来了解一下日常食用的豆类都有哪些营养价值。

黄豆，含有丰富的蛋白质、脂肪、卵磷脂及多种维生素，在计算膳食营养素中的优质蛋白质含量时，黄豆所含的蛋白可算入其中，可见其利用价值是比较高的。此外，黄豆中的卵磷脂还可以除掉血管壁上的胆固醇，具有软化血管的作用；黄豆中也富含铁，所以对缺铁性贫血的患者大有益处。

黑豆，中医认为，其味甘性平，具有补肾强身、活血利尿、排毒的功效，非常适合肾虚的患者食用。古代养生家认为："每晨吞黑豆十四枚，谓之五脏谷，到老不衰。"黑豆有安神明目、利湿通淋、清热解毒、益阴活血、补脾健肾的功效，久服黑豆还可预防皮肤产生色斑，能使皮肤变得细嫩而有光泽。

绿豆，富含维生素A、维生素B、维生素C，夏天多喝绿豆汤不仅可以解暑，而且还能增加营养，利尿，缓解疲劳。

豌豆，有补中益气、利小便的功效。《日用本草》中有豌豆"煮食下乳汁"的记载，因此，哺乳期的女性多吃豌豆还可以增加奶量。此外，豌豆中还含有丰富的β-胡萝卜素，食用后可在体内转化为维生素A，可以防治夜盲症。

芸豆，又叫四季豆、菜豆，味甘、平，性温，有利肠胃，益肾补元气，温中下气等功效。它不仅富含蛋白质，而且还含有钙、铁等多种微量元素，其中钾、镁的含量高，钠的含量低，特别适合那些需要低钠饮食的患者食用。

红豆，具有健脾胃，利尿，通气除燥，清热解毒的功效。

中国的传统饮食习惯绝大多数都是非常科学的，多吃五谷杂粮，有利于体内毒素的排出，并且可以预防心脑血管疾病的发生。

健康小贴士

中国传统饮食的健康理念

蒸煮、炖炒、凉拌是无害又不破坏营养的烹调方式。
不管食用哪种食物，都要有个限量，少则有益，多则为害。
食不可无绿。三天不吃青菜，眼睛就会出现昏花。
可以一日无肉，不可一日无豆。
主张清淡饮食，要多吃粗粮、青菜。
冬天要多吃萝卜，夏天要多吃姜，可以预防季节性疾病。
男子要常吃姜，女子要常吃红糖。
酒为百药之长，饮需适量。
诸药为各病之药，唯茶为百病之药。
吃当地当季果蔬，切记：一方水土养一方人。

了解谷物的正确摄取方法

吃是人的本能，怎样吃才能合理是一门科学。合理饮食不但要保证营养素的种类齐全，而且种类之间的比例也要合理，否则不但不能补充营养素，还可能对身体造成负面影响。经营养学家调查研究发现，一个人如果想要维持身体健康，每周应该摄入不同的食物和饮品30~40种；在更长的周期内，要不断地更新食谱中的食物群，种类越多、搭配越得当，人体的营养才会越均衡。

人的体质各不相同，生理状况、身体状况、工作环境等不同对于饮食的要求也各不相同，我们可以根据自身的情况来对饮食进行调整，合理的饮食能对身体的潜在疾病起到防治作用。因此，健康饮食在日常生活中尤为重要。

人们对健康问题日益关注，膳食平衡越来越受重视。“不积跬步无以至千里，不积小流无以成江海”，不从日常饮食着手也就不能造就健康的体魄。所以，要从熟悉的食品开始，选择营养的膳食结构，用以打造健康的体魄。

前面我们已经提到五谷杂粮在日常生活中的营养价值，但是要怎样食用这些谷物才能更多地摄取其中的营养价值呢？

烹饪造成的全谷物口感欠缺，是中国人到现在还普遍吃精米白面的一个原因。其实，一个值得推广的养生方法就是每天吃85克左右的全谷物。

日常生活中，馒头、花卷、包子、焙子、馍片、面包、苏打饼干等酵母发酵面食是人们喜爱的食物。当然了，比起未经酵母发酵的面食，发酵的食物吃起来更加美味可口，营养价值也会大大提升，况且发酵的食物更容易被人体消化吸收。

下面简单介绍一下发酵食品的优点。首先，酵母是天然的微生物，我们在食用发酵食品的时候，同时也食用了菌体，菌体本身含有多种B族维生素，可预防B族维生素缺乏症，如疲劳、易怒等。酵母中的维生素B_1、维

生素 B_2 的含量都比较高，而且还含有烟酸、维生素 B_6、维生素 B_{12} 等。其次，面团经酵母发酵后，其中的一部分非必需氨基酸会转化成必需氨基酸，以满足人体对必需氨基酸的需求。一般情况下，面食在发酵后，必需氨基酸的含量会大幅度上升。最后，谷类粮食的外皮中含有较多的植酸，它会影响人体对钙、镁、铁等元素的吸收，但经酵母发酵后，植酸可被酶分解，进而降低其含量，并产生游离的磷元素，从而提高肠道对无机元素的吸收利用。

当然，光是注重谷物的烹调方法是远远不够的，还要注意谷物之间的搭配，谷物和蔬菜、肉类也要混吃，这样才有利于营养素的吸收和利用。因为每种食物中的营养素都是不全面的，比如说主食中蛋白质的含量比较少，但是鸡蛋、肉类、豆类含蛋白质比较多，两者搭配，既可以全面地补充维生素，又可以补充蛋白质。这就是本书所强调的饮食的合理搭配。

总之，要提醒大家的是，摄取谷物不能单一化，要多样化、全面化、合理化。

健康小贴士

全谷食物的营养价值及合理搭配

所有含不可溶性纤维的谷物及谷类制品都保留了原料的种皮，如日式面包和健康全麦球。

全谷物食品也是维生素的良好来源，特别是B族维生素；全谷物也是矿物质的丰富来源，如锌、铁等。

吃糙米粥或谷物早餐，可以加一个水果和一杯低脂酸奶。这样就可以达到饮食的均衡。

中餐，上班族可以挑选加上干果颗粒、甜玉米粒、果粒的面包或馒头，菜肴可以豆制品为辅菜，绿色叶菜和少许肉类为主菜，另加一些水果，这样的饮食可以缓解一上午的疲劳，同时补充消耗掉的营养素和能量物质。

零食的挑选也要选择带有干果的点心或带有果粒的饮料、全谷物面包和燕麦为主要原料的饼干等。

晚餐可以少吃，但不可以不吃，否则会损伤胃。晚餐可以煮一些燕麦粥或榨一些果浆，既可口营养又低脂。

在市场上买的成袋米已经很干净了，不用过度淘洗，只需淘洗一两次就可以了，否则水溶性维生素就会流失很多。

生吃新鲜食品有益身体的理由

炎炎夏季，很多人都喜欢生吃蔬菜，水果就更不用说了。生鲜果蔬可以止渴开胃，面对新鲜脆嫩的果蔬，怎么可能无动于衷呢？

新鲜蔬菜大都含有“干扰素诱生剂”，它是一种免疫物质，能够刺激人体细胞产生干扰素，还具有克制人体细胞癌变、抵抗病毒感染的作用。由于这种免疫物质不耐高温，只有生食蔬菜时才能发挥它的最大作用。

此外，蔬菜、水果、杂粮都富含维生素和矿物质，尤其是维生素A、维生素C的含量更加丰富，对改善体质、提高机体免疫力有非常重要的作用。现今，食用蔬菜大多时候也是煎、炒、烹、炸，蔬菜中的维生素大部分被破坏，如维生素C、胡萝卜素、木质素等。这些物质一经高温便所剩无几，它们具有激发机体免疫系统的巨噬细胞、淋巴细胞的作用，能够增进人体免疫作用，进而调节人体免疫功能，增进体能。

据测定，蔬菜中的生物类黄酮、类胡萝卜素等活性物质在加热时，其活性很大一部分会下降。因此，日常的烹调方式会破坏这些营养物质，生吃是比较科学的选择。

多吃新鲜水果，可以补充维生素C、维生素E等，这些维生素具有抗衰老、抗辐射的作用，尤其对于上班族来说，早上10点左右吃个苹果，下午两三点钟再补充一个会起到很好的抗疲劳作用。

生食有助于排除体内聚集多年的毒素，调理多种疾病，因为很多疾病的发生都是由于机体的免疫功能降低造成的。植物性食物如蔬菜、水果等，在经过加热处理后，其中具有生物活性的物质就会失去活性。

生食可以治病。大量实例证明，“生食疗法”对失眠、精神萎靡、体质下降、记忆力下降、高血压，甚至癌症都有很好的辅助治疗作用。每天早上吃生姜3片，对防治感冒有显著作用；皮肤干燥、牙龈出血，每天吃一两个鲜橙或猕猴桃，数日之后便可见效；咽喉肿痛，可生食橄榄或青萝卜；记忆力下降、失眠，可吃生花生等。

“生食疗法”是改变饮食结构和生活方式的方法，“生食疗法”又是从被动的药物治疗到主动的饮食治疗的过程，属于健康管理的范畴。

其实，健康很简单——养成良好的生活习惯和饮食习惯，吃对食物，把生鲜果蔬纳入一日三餐，养成经常排出体内垃圾毒素的好习惯，并且经常运动。

健康小贴士

几种忌生吃的生鲜食物

荸荠最好不要生吃。荸荠中寄生着一种叫作姜片吸虫的寄生虫，它能够吸附在人体的肠黏膜上，如果常吃生荸荠，可能会造成肠道溃疡、腹泻、水肿等疾病。

河鱼千万不要生吃。鱼体内通常会寄生一种叫作肝吸虫的寄生虫，进入人体后会发育成成虫，会造成胆管炎，甚至是肝硬化。

蜂蜜也不能生吃。这主要是考虑到蜂蜜在酿制过程中的卫生条件，蜜蜂在采集、运输、保存蜂蜜时，很可能受到细菌的侵染；而且蜜蜂采集的花粉中很可能存在有毒的花粉，如果这些有毒的花粉掺入蜂蜜中，食用后就很有可能出现中毒的现象。

鲜黄花菜不可以生吃。鲜黄花菜中含有秋水仙碱，进入人体后，会形成氧化二秋水仙碱，这种物质毒性很强，食用3～20毫克就可致死。

豆角不能生吃。豆角包括扁豆、芸豆等。这些豆类中都含有一种叫作“凝集素”的有毒蛋白，这种蛋白遇到高温就会变性失去毒性，因此豆角应该煮沸或用急火加热再吃。

鸡蛋不能生吃。显然，吃生鸡蛋在某些地方已经成了一种潮流，经常会有人在啤酒中打生鸡蛋，很多人都认为吃生鸡蛋有营养，其实这种想法是错误的。生鸡蛋的蛋清中含有一种抗生物蛋白，它能够与人体内的生物素结合，从而阻碍人体对生物素的吸收。另外，生鸡蛋中的细菌很多，未经高温消毒吃下很可能会引起腹泻、呕吐。

鲜木耳不能生吃。鲜木耳中含有叶林类光感物质，生吃后很可能会引起日光性皮炎，甚至出现皮肤瘙痒、水肿、疼痛等症状。

螃蟹和龙虾不能生吃。如今，生吃海鲜已经不是什么新鲜事了，但是要提醒大家注意，生螃蟹和龙虾中带有寄生虫，进入人体后会导致肠道发炎或肠道水肿充血。

有技巧地摄取肉食

前面提到的都是关于谷物、蔬菜、水果的营养价值以及在生活中的健康食用，但是光靠这些还不能满足人们的需要，绝大多数人都比较喜欢肉类食品，而肉类也是蛋白质、脂肪的主要来源。面对当今“富贵病”的来袭，我们该怎样科学地摄取肉类食品呢？

其实很简单，对于普通人来说，每天摄取适量的肉即可。那怎样叫作适量呢？我们可以按照《中国居民膳食指南》的标准来摄取肉类，即125～200克，根据自己的日常饮食习惯及身体需要量进行调整。要注意，吃肉的时候不能光吃纯肉，还要摄取一些动物的内脏、排骨等，它们的营养价值不低于纯肉，甚至高于它。以猪骨为例，其含铁量为猪肉的2倍、牛肉的8倍，至于钙、磷等含量也是其他食物很难比拟的，而且它的营养成分易被人体吸收，老少咸宜。再说猪蹄，它富含大分子的胶原蛋白，具有美容、抗衰老的作用。

吃猪肉、牛肉、羊肉时最好同吃豆类食品，因为豆类食品中含有大量卵磷脂，可以乳化血浆，使胆固醇与脂肪颗粒变小，使其悬浮在血浆中，避免在血管壁上沉积，可以有效地预防硬化斑块的形成。

鸡肉，常见的吃法有炸、炖等，而熬汤是鸡肉最科学营养的吃法。鸡肉中的赖氨酸含量比较多，熬汤后营养物质就会融到汤中，而且鸡肉性温，具有补养作用。

鱼肉含有较高的不饱和脂肪酸，常食鱼类可预防心脑血管疾病，但是建议那些患有痔疮、白癜风、紫癜等需要忌口的患者还是谨慎食用为好。

对于有高血压、高胆固醇、高血脂、心脏病、脂肪肝、糖尿病等的患者来说，显然再按照膳食标准来吃可能就行不通了，那要怎样吃才能既不加重病情又不放弃美味呢？

(1)要尽量减少猪、牛、羊等动物的食用量，因为这类肉的饱和脂肪酸和不饱和脂肪酸含量很高，可能会加重心脑血管疾病。可以食用其他动物肉，如兔肉、鸭肉、鸡肉、鱼肉等。

(2)多吃杂肉少吃纯肉。如果实在是想吃猪肉、牛肉、羊肉,我们可以选择吃排骨,排骨在煮制过程中,脂肪会被大量熬出。

(3)食用肉类最好是用蒸、煮、炆等烹调方式,尽量避免煎、炸。

(4)尽量少吃或不吃动物脂肪、肥肉、腊肉、腊肠等。

(5)吃肉时注意荤素搭配,这样既可以保证营养均衡,又能够适当地减少一些肉类的摄入量。

其实不管是健康的人还是患有心脑血管疾病的人,食肉的时候都应该注意一个"度"。肉类食品食用过多,会造成胃肠不适、血压突然大幅度上升等现象。再有就是荤素搭配,这样吃既营养健康,又可减少肉类食品的食用,还可解腻。

健康小贴士

烤肉吃不胖的妙招

吃烤肉的时候,一定要搭配食用大量的蔬菜,烤肉店也会赠送辣白菜、海带、海藻等小菜。如果想要防止吃烤肉油腻而点一些小菜的话,也要尽量点蔬果类的。吃烤肉时,店家通常会赠送一些生菜,可以用来包肉吃。这是在烤肉中最重要的环节,请一定要食用大量的生菜。虽然很多朋友喜欢蘸着烤肉酱吃,但是提个建议,最好是采用"菜包肉"的吃法。如果蔬菜不够的话,烤肉店也会专门有蔬菜拼盘,以配合"菜包肉"的吃法。其次,千万不要喝酒,因为除了肉可能导致肥胖外,吃烤肉时同时喝酒也是导致肥胖的原因。尤其是啤酒、甜鸡尾酒,一定要拒绝。这些酒中都含有大量的热能,是导致肥胖的源头。然后,不要吃相同部位的肉,肉的部位不同,含有的热能也不一样。内脏的热能要低于其他部位。请选择不同部位的肉进行食用,而且也不要吃同一种动物的肉。再就是主食最好搭配米饭类,不要搭配面食。然而,现实生活中很多人在吃烤肉的时候并不吃主食,这种吃法不利于营养均衡。大家最好选择一种主食。最后,严格控制甜点。烤肉吃完后,烤肉店通常会送你一些甜点或水果。大家最好只食用水果。吃完烤肉也不要急着去休息,先和朋友出去走走,这样既有利于消化,又对减肥有一定的帮助。

忽视胃肠声音的人容易得病

很多时候,我们都会听到自己的肚子"咕噜噜"地叫起来,大多数人并不在意这种响声，认为只肚子饿了或肚子中有一些水气。其实这种现象并不单单代表胃肠换气，很多时候，它是胃肠消化不良、慢性胃炎等造成的。

我们通常所听到的肠鸣声，也很有可能预示着肠炎的发生。当肠内菌群失调时，各种细菌在肠内进行发酵，产生大量的气体，使得胃肠中的内容物运动幅度过大，或超出常规的移动，因此就出现了肠鸣的现象。在水苏糖的激活下有益菌会产生大量的短链脂肪酸，降低肠道内的 pH 值，阻止有害细菌的生长，并促进肠道的蠕动，加速致病菌及毒素的排出。

中医上讲的胃肠声音有几种：呕吐声、呃逆声、嗳气声、肠鸣声。

先来说一下呕吐声，大家可能不会忽视这种声音，因为通常呕吐时身体比较难受。呕吐多是由于晕车，怀孕，精神紧张，受刺激气味影响，咽部受刺激等引起的。不同状况的呕吐声音不同，就诊时医生会根据声音的不同来辨别寒热虚实。

呃逆声，这种声音是一种正常的生理现象，一般是由于饮食过快，饮酒刺激，吸入冷空气等造成的，中医也可以根据呃逆声来判断我们的身体素质。

嗳气声，所谓嗳气，就是胃气上冲到咽喉而发出的声音，正常情况下我们是不用担心嗳气声的。但是若嗳气声中还带有腐蚀气味，且腹胀、腹痛，则说明胃肠出现了积食现象，应尽早就医。若是嗳气现象频频出现，而且声音很大，还会随着情绪的波动而加重或减轻，属于肝气犯胃。若是嗳气声很小，也没有不良气味，但是食欲不佳，多数情况下是脾胃气虚。

肠鸣声大家最为熟悉，有时候我们的肚子"咕咕"作响可能会传到很远。其实肠鸣声不光是指我们"饿了"或"水喝多了"。更多的情况下，它预示着我们的胃肠可能不适。如果肠鸣声非常响亮，而且感到腹部冷痛，甚至有便溏的现象，很可能是寒湿犯脾；如果胃内有水声，则是脾的运化功能失常致使水停留在胃中。

所以，日常生活中我们要多关注胃肠发出的声音，不能总是认为所有的声音都是正常现象，不然很可能会给我们的身体埋下隐患，造成胃肠疾病。

可以通过改善我们的饮食方式来减少一些预示身体疾病的胃肠声音，如吃饭时要细嚼慢咽，喝水时忌暴饮，少吃生冷食物等。

通过对胃肠声音的重视和饮食习惯的调整，肯定能更好地改善我们的身体健康状况。平时多听听自己的胃肠声音,多关注一下胃肠的状况,健康离我们就会越来越近。

健康小贴士

保护好你的胃

(1)吃饭要定时定量。日常生活中,越来越多的人因为工作和学习的忙碌而忽视了饮食的问题,早餐不吃、零食代替正餐的现象越来越严重。你可知道这样的后果有多严重吗?人体的胃酸分泌是有规律的,它只会在一日三餐的时间高分泌,如果吃饭时间长期不合理,就会破坏这种规律,时间久了,就会造成胃病。还有经常饥一顿饱一顿也会造成胃的运转失常。

(2)饮食宜清淡。应当适当地减少过硬、过甜、过冷、辛辣等食物的摄入量,尽量少饮酒和少喝浓茶,以免对胃肠的刺激太大,影响胃肠的消化等。

(3)细嚼慢咽。吃东西时,要把食物尽可能地嚼碎,这样可以减轻胃的负担。随着我们对食物咀嚼次数的增加,分泌的唾液淀粉酶的量也在增加,它具有消化、杀菌的功能,可以起到保护胃黏膜的作用。

(4)饮食中注意保持心情舒畅、精神集中。人的情绪也会影响胃酸的消化功能,当我们情绪处于低落状态时,会觉得食之无味。再有,吃饭时尽量不要看书、看电视、思考等,因为我们在做这些事时大量的血液会进入大脑,从而导致胃肠供血不足,长此以往,会影响胃肠功能,甚至诱发胃病。

(5)吃饭时忌吸烟。吸烟会使胃部血管收缩,使其供血量下降,还会抑制黏液的分泌,引起碱性胆汁回流入胃,使胃黏膜受到损害。

(6)饮水要适时。切忌饭前、饭后大量饮水,因为这样做会冲淡胃液,使其消化性能及杀菌作用降低。

(7)饮食要洁净。食物要充分加热后再吃,如果选择吃生冷食物,也要洗干净,以避免外界微生物对胃黏膜的侵害。

身体是需要收支平衡的

现实生活中有这样一种现象,很多人都会为了工作而放弃吃早餐,或在路边、大街上、公交车上随便吃点儿东西。这是非常不科学的,早餐为我们提供一上午的能量,如果早餐吃不好,怎么能工作得好呢?

研究表明,经常不吃早餐,就会为老年痴呆、慢性胃炎等疾病埋下隐患。我们可以算一笔账,每天早晨赖床的时间最多也就是20分钟,用这

20分钟吃饭，肯定是细嚼慢咽地吃完，这样吃还有利于保护我们的胃。假如每天吃一顿早餐2元钱，那一个月就是60元，如果我们因为没吃早饭而造成胃不舒服，吃一次药要十几元钱，打一次针要用几元钱，要是严重一点儿打点滴要用几十元钱。如果将来年龄大了，有老年痴呆的征兆时，花的钱就更多了。另外，人每天的最佳睡眠时间是晚上的11点到凌晨1点和中午的11点到下午的1点，其他时间是补不回来的。

这样大概一算，你不仅浪费掉了时间，还浪费了金钱和健康。

当然了，不光是饮食和睡眠的问题，生活的其他方面也需要我们注意。比如说，现在上班族经常会加班，加班不仅造成了身体上的疲惫，还有心理和大脑的疲惫。有些上班族可能会出现这样的状况：上班期间会突然想呕吐，看很多食物都没胃口。其实，这可能不只是胃炎了。人体在超负荷工作时，会对身体内的各个脏器造成重压，心理上也会疲惫不堪，渐渐地还可能会模糊自己的意识，比如明明很饿却感觉不到。

这些都需要我们在平时的生活中对自己的健康状况多加关注。身体是需要收支平衡的，如果我们在日常生活中不断地透支我们的身体，可能日后就没有补救的机会了。

当然了，也不是说无休止地摄取营养素。现今很多非上班族，生活比较轻松自在，家庭条件也相对较好，饮食没有节制，这样也是不行的。我们应该体会得到，在我们的家庭中，几乎50岁以上的家属都患有心脑血管疾病。这是因为他们年轻时饮食结构比较单一，根本谈不上健康营养的饮食，就连填饱肚子都是个问题，还要一天到晚做着繁重的工作，突然过渡到了现在这种衣食无忧的日子，一天到晚鸡鸭鱼肉，身体根本不能吸收那么多的脂肪和蛋白质，脂肪肝等疾病便随之而来。

因此，日常的饮食要规律，既要在量上限制，又要按时按顿，这样才能做到让自己身体内的营养素均衡，达到身体收支平衡。

工作尽量不要过度劳累，心理和大脑的超负荷更是会影响我们的身体健康。应当适当地调节一下自己的心情，工作累的时候望望窗外、听听音乐、做做保健操都是不错的选择。

我们必须保证身体的收支平衡才可以得到健康，透支会让人一天天地憔悴虚弱下去，而超支就会带来多种慢性疾病，所以大家一定要使自己的生活有规律。

把好饮食“酸碱关”

人体处于一个酸碱平衡的状态，如果想保证身体的健康，把好饮食“酸碱关”是个很重要的环节。

但是，现在的人们对食品酸碱度的认识存在着误区。我们可能认为吃起来酸的果蔬就属于酸性食品；吃起来甜的或没有特殊味道的果蔬就属于碱性食品。其实不然，食品的酸碱分类与平时大家所说的酸、甜是不同的。

蛋黄、乳酪、酸奶、白糖等都属于强酸性食品；肉类、谷物类大都属于中性食品；水果类大都属于碱性食品；蔬菜类大都属于酸性食品。我们可以根据这些来判断我们所吃的东西到底属于哪一类食品，以便根据自己的体质适当调整饮食结构。

在人类漫长的进化过程中，体内早已形成了一个相对稳定的呈弱碱性的内环境。由于现代人的饮食习惯存在很大问题，摄入酸性食物过多，进而导致很多人体内的弱碱性体液的碱性降低，使身体处于亚健康状态。

人体体液偏向酸性时，细胞的功能就会变弱，新陈代谢也会随之减慢，代谢产物就不易排出，从而加重肾脏、肝脏的负担。所以，酸性体质的人经常会感到身体疲惫、腰酸腿疼、四肢无力、头晕耳鸣，还会出现失眠多梦、腹泻、便秘等症状。那怎样的饮食方法才能保证酸碱平衡呢？

我们的肾脏会将大量的酸性代谢物排出，合成碱性氨来中和酸性代谢物，然后随尿液排出体外。如果我们长期大量地摄入酸性食品，会加重肾脏的负担，并且随着年龄的增长，肾脏的酸代谢能力也会下降，最终影响酸碱代谢平衡。所以，平时要多吃一些水果和蔬菜，少吃一些高糖、高脂的食物。

要保持体液的酸碱平衡，就要先认清以下几点。

（1）我们日常摄入的食物，并不能凭味觉感受来判断它的酸碱性，通常所说的“酸性食物”“碱性食物”指的是食物的生化特性——新陈代谢过程中产生的代谢产物的性质。

（2）人体内的一切生化反应都需要在酸碱平衡的体液中进行，我们的机体自身的调节能力很强，在正常情况下会随时保持体液 pH 值的稳定。如果机体体液偏酸或偏碱就会导致严重的疾病。

(3)不能单吃碱类食物，如豆类、奶类等，这样会导致人体缺乏硫胺素等 B 族维生素，如果糖类不能满足三大营养素比例中需要的糖量，就会导致营养不良。

(4)每天喝一杯碱水是不科学的，碱水会影响胃液的酸度，破坏正常的胃的生理功能。不要认为喝些碱水就能够提高体液的碱性，其实正常情况下，我们自身对体液的调节就已经能够满足酸碱平衡的状态了，我们需要从饮食方面注意的只是协助机体完成各方面的工作而已。

现在我们已经知道体液的酸碱平衡对身体的重要性了，虽然不需要我们刻意去调节它，但是从辅助上来讲，要想让自己身体健康的状态能够长期稳定下来，还是要根据不同的体质适当地调节自己的饮食结构，以便更好地保证体液酸碱平衡的状态。

健康小贴士

防止体液酸化妙招

保持乐观积极的心态，因为情绪的波动对体液的酸化会有很大影响。

最好不要吃夜宵，因为夜晚人的活动量小，我们进食后就去休息，食物留在肠胃内会变酸、发酵，产生毒素，使体质变酸。

一定要吃早餐，人体在凌晨 4 点左右体温最低，血液循环也会变慢，如果睡得太晚，再加上不吃早餐，血液循环会更慢，氧气也会减少，形成缺氧性燃烧，造成体质变酸。

调整饮食结构，建议酸碱食物的比例为 1:4，多喝碱性离子水，少喝酸性水。

不要空腹吃特别甜的食物，如糖类、酥点类等。这些食物属强酸性，如果空腹吃，很容易造成胃酸过多，出现“反酸水”的现象。

不要吃得太饱。我们只要保持清淡饮食，做到一日三餐保证七八成饱就可以了。

饮水要适量。水是人体体液的构成成分，人体组织的大部分都是由水构成的，饮水不足会减少血液循环的量，从而造成脉搏加快，呼吸急促，消化功能下降等现象。过度饮水也会对身体产生负面影响，它会稀释血液，使人体血流量增加，给肾脏和心血管带来负担。

不能偏食。如果我们只吃自己喜欢的食物，就可能补充不全身体所需的营养素，进而导致生理活动所需的酸碱性出现失衡的现象，从而出现那些因酸或碱缺乏而带来的疾病。

教你补铁的诀窍

在中国,缺铁性贫血在妇女儿童中已经成了常见病。铁有为血液提供氧的功能,当铁供应不足时,就会缺少血红色素,继而不能获得充足的氧气,肌肉和大脑的功能就会遭到破坏。因此,补铁在我们的生活中显得尤为重要。那么,怎样补铁才合理呢?

当然了,还是那句话,营养要均衡。可想要补铁应该青睐哪些食物呢?

从水果说起吧。研究发现,樱桃含铁量很高,是良好的补铁水果。尤其对于女性朋友来说,吃樱桃不光可以预防缺铁性贫血,还有驻颜、美白、抗衰老的功效。菠萝的维生素C含量很高,又富含铁元素,维生素C能够辅助铁的吸收,因此菠萝中的铁吸收率较高。桃子中的铁含量也是比较高的,可以把桃子榨成汁,这样既可以避免损伤牙齿,又可以充分地吸收桃子中的营养成分。

富含铁的蔬菜:海带、紫菜。这些海产品中不仅富含铁,还含有钙、锌、磷、碘等其他矿物质元素。

菌类:香菇、木耳等均是铁的良好来源。

肉类:猪肉、牛肉。猪肝中的含铁量极高,还含有大量的蛋白质、维生素A、叶酸等营养物质,但是猪肝中含有大量的胆固醇,食用不能过量。猪肾中的含铁量较猪肝少一些,但较猪肉、牛肉多些。

如果缺铁严重的话,除了要吃含铁丰富的食品外,还要适量补充一些补铁口服液或片剂,还要定期去检查一下体内铁含量是否提高,尤其是女性朋友,可以在经期喝一些红糖水,补充流失的铁元素。

我们的机体有着能够保持铁平衡的机制。首先,我们的机体能够反复利用红细胞分解代谢中的铁,铁在生物体内的半衰期很长,男性通常是5.9年,女性通常是3.8年。其次,我们的机体还能够根据体内铁的营养状态对肠道内的铁的吸收进行调节,以免过多或过少。最后,铁还能与机体的蛋白质形成铁蛋白,储存或释放用来满足机体的需要。机体的这些调节机制是多方面进行协调才得以保持平衡的。但是,光靠自身的协调作用是不够的。我们丢失铁的方式很多,如胃肠道中脱落的细胞,经期失血等,当体内缺铁严重时还会造成多种疾病。因此,平时就要注意适当增加铁的摄入量。

食物搭配食用,补铁更充分。

(1)维生素C可以促进铁的吸收,它可以在酸性条件下将那些非血红色素铁转化成二价铁,从而使那些铁被人体吸收,所以含铁的食物与维生素C同吃可以更多地吸收食物中的铁。

(2)动物蛋白质,某些氨基酸,果糖等可以促进铁的吸收,应多注意膳食合理、荤素搭配、水果多样化。

(3)膳食纤维会降低铁的利用率,因为它会将二价铁氧化为三价铁,使其不能被人体吸收利用。植酸也会和二价铁结合生成植酸二价铁和植酸四价铁,它们都很难被人体所吸收。菠菜含铁虽高,但其利用率极低。所以,想要充分补铁,在食用含有高膳食纤维、高植酸(植酸盐)的食物时,尽量不要与含铁高的食物同食,可以同天不同餐地食用,以避免铁的浪费。

健康小贴士

预防缺铁性贫血的方法

(1)现在市场或超市中经常可以看到强化铁剂的食物,我们可以从日常的饮食中增加铁的摄入量,如购买强化铁剂的油、盐、面粉等。

(2)吃富含铁的食物,如动物肝脏、蛋黄、大豆等。

(3)在妊娠期和哺乳期可口服硫酸亚铁。

(4)增加膳食中的维生素C,与含铁食物同时摄入可提高铁的吸收和利用。

(5)针对宝宝,应坚持母乳喂养,因为母乳中含铁较高。

别走进食鱼的误区

鱼是人们比较喜欢的肉类,大家在健康、养生类节目或一些书籍中经常可以看到食鱼对人体有益的介绍,比如健脑,预防心脑血管疾病等。但是,千万不能走入食鱼的误区,很多人都是因为对鱼的来源、特征、做法并不了解,因而在食用的时候处理不当造成食物中毒等严重后果。下面就来为大家介绍一些食鱼的误区。

夏季时，大家都比较爱吃烧烤，烤鱼自然也是必不可少的，但是你知道吗，鱼在烤焦后会产生一种叫作苯并芘的有毒化学物质，它具有致癌作用，其毒性超过黄曲霉素。况且，鱼肉烧焦后，其中的蛋白质就会变性，不利于人体吸收，甚至有毒副作用。所以，大家最好不要吃烤鱼。

生鱼片相信早已为大家熟知，它味道鲜美，口味纯正，很多人都喜欢吃生鱼片，并且认为生鱼片经过调料的拌制过程能够杀灭其中的寄生虫，这种想法是错误的。鱼的体内有一种叫作肝吸虫的寄生虫，进入人体后会造成肝胆病变，临床症状表现为头晕、腹痛、腹泻、疲乏、肝肿大等，严重的还可能会出现肝硬变、腹水，甚至死亡。不光那些调料、酒精很难杀死肝吸虫，放在热水中，也要达到一定温度数分钟才能将其杀死。因此，大家还是尽量少吃生鱼片。

咸鱼在经过腌制时会产生胺，具有致癌性，动物实验也表明，实验组的大白鼠在一段时间内吃咸鱼出现了癌变现象，而没有吃咸鱼的对照组大白鼠很正常。

鱼胆，鱼的胆汁中含有多种毒性极强的毒素，这些毒素很难被高温、酒精破坏，奉劝那些想要尝鱼胆的人还是不要把毒药送到口中了。鱼胆是味中药，如果有患者需服用鱼胆，也应在医师的指导下进行。

吃鱼的时候最好不要空腹，因为鱼的体内富含嘌呤，如果不吃主食直接空腹吃鱼，就不会有充足的碳水化合物来分解嘌呤，人体内就会出现酸碱失衡的现象，容易诱发痛风或加重痛风。当然了，对于痛风患者来说，还是少食或不食鱼类最佳。

对于那些伤口溃烂或患有痔疮、紫癜、痤疮、白癜风、白内障的患者来说，还是尽量不吃或少吃鱼类，以免加重病情。

买来的鱼可以养几天再杀，现在水的污染比较严重，而多数时候我们又不太清楚所买的鱼来自哪儿，即使是人工饲养的鱼，也会存在饲料毒害物质的存留现象，如果我们将买来的鱼养上一两天，鱼体的毒素便可以排除很大一部分，这样吃起来才更放心。

对于儿童来说，处在身体发育的高峰期，各部分的肌体发育尚未健全，对外界有毒、有害物质的免疫功能较弱，吃鱼时更应当注意。

（1）多吃食物链底端鱼，少吃食物链高端鱼。像鲶鱼、草鱼、青鱼、鲫鱼等处于食物链的底端，体内富集的污染物相对要少一些，而且这类鱼的营养丰富，味道鲜美。而鲨鱼、带鱼等食肉鱼类处于食物链的顶端，体内富集的污染物比较多，儿童尽量少食用，以免中毒。

(2)儿童吃鱼要选对食鱼的部位，虽然鱼肚周围的口感好、脂肪高且没有鱼刺，但是这部分往往是有毒、有害物质富集最多的地方，儿童应慎食。

(3)对于那些味道极其鲜美却有毒的鱼，如河豚，还是不要让儿童食用。如果河豚毒素处理不当，食用后很可能造成中毒，甚至死亡。

这回大家明白了吧，吃鱼是有很多讲究的，我们日常生活中所吃的鱼的种类很多，应当尽量选择那些来源可靠的销售摊点或超市购买。而且自身患有某些需要忌口的疾病的人，还是尽量不要食用鱼类。只有各方面都注意到了，才能防止自己走进食鱼的误区。

健康小贴士

孕妇食鱼应注意

(1)咸鱼、鱼干、熏鱼含亚硝胺类物质，应少吃或不吃，炸鱼或烧焦的鱼中含有杂环芳烃类物质，这类物质有致癌作用，也应少吃。

(2)被污染的鱼孕妇是坚决不能吃的，因为鱼体内可能含有重金属、农药，这些物质很有可能致胎儿畸变。

(3)带寄生虫的鱼坚决不能吃，鱼肉中可能存在肝吸虫，加工不当，很可能导致腹痛、腹胀、恶心、呕吐。

(4)不要吃畸形鱼、鱼胆，死去的甲鱼、鳝鱼也不能吃。

(5)尽量不要吃生鱼片，生鱼片中的细菌、寄生虫会远远超过炒、炸、蒸等烹饪方法做的鱼，如果没有经过很好的处理，会成为人们患传染病的根源。

体内“抗旱”与“防涝”大练兵

水是生命之源，我们的身体既不能缺水，又要适量，也就是既要“抗旱”又要“防涝”。

我们必须时刻警惕身体内的缺水信号，经常持续缺水，就会导致慢性脱水，代谢功能也会出现紊乱的现象，而且某些器官出现缺水现象时，会发出预警信号。

1. 便秘

我们在摄取食物后，食物中的营养物质会被人体吸收，残渣会被压缩移动到大肠，如果我们体内缺少水分，大便在通过我们的大肠和小肠时，便会变硬变圆，没有水做润滑剂，移动的速度也会减慢，便会出现便秘的现象。

2. 尿液变黄

身体内缺水后，肾脏会浓缩，甚至阻止尿液的排出，使尿液的浓度越来越大，颜色也就会越来越深，严重时会出现深黄甚至琥珀色。

3. 头痛头重

当水分缺少时，大脑为了清理废弃物会下令给自己输送血液，如果增加的脑血流量不能够满足脑细胞的水分需求，就会出现头重或偏头痛的现象。

4. 头晕目眩

如果我们的身体没有疾病，营养也均衡，快速站起身时却出现头昏眼花的现象，就说明我们的身体很有可能是缺水。因为水分不足会使我们的血压降低，血压下降会使进入大脑的血液量减少，导致脑缺血，便会出现晕眩现象。

5. 不由得烦躁、焦虑、忧郁

烦躁、忧郁、焦虑都是大脑在提醒我们身体内部水分缺乏的信号。当我们身体缺水时，不能够排出充足的尿液，毒素便只能通过身体的核心脏器来清除，被用作中和肝脏毒性垃圾的抗氧化物质。

6. 消化不良

食物进入口腔中，唾液淀粉酶会将食物变软，然后食物通过食道、胃和小肠，被分解成葡萄糖、氨基酸、脂肪酸等，维生素和矿物质也会溶解在水中，成为利于人体吸收的形式。缺水会使体内的很多器官失去正常的活力，尤其是整个器官都需要水来参加的过程更容易受到影响。

7. 影响睡眠

口渴会让人从睡梦中醒来，还会让人烦躁，无法熟睡。由于睡眠不深，睡觉时可能会做梦，身体还会出现隐隐酸痛。

8. 记忆力衰退

如果血液中水分不足，就会导致脑细胞缺水，大脑便会缺少氧和能量，脑细胞功能便会下降，恢复能力和信息传递能力都会下降，记忆力自然会降低。

9. 身体疲惫

如果想顺利地完成产能过程，细胞中需要有75%的水分。我们的身体不能储存水，平时喝的水会随着消化、吸收、能量制造、排便等过程排出体外。所以，水分的补充要充足。

10. 腰部赘肉增多

身体缺水，会降低激素能力，尤其是当生长激素和雌性激素分泌减少时会减少肌肉量，并增加腰部和腹部的脂肪，同时肌肉减少也会降低基础代谢率，使人陷入肥胖的恶性循环。

11. 有体臭

皮肤有清除毒素的功能，当水分通过毛孔蒸发时，体内的毒素就会同汗液一同蒸发出去，同时散发出不愉快的气味，水分摄入量不足，会使其浓度增加，体臭加剧。

12. 经常发热

水分有调节体温的作用。如果在炎热的夏季汗流浃背地工作或运动，就很容易因日射病倒。流汗过多会使我们的身体严重缺水，进而失去调节体温的能力，进而无法抵抗酷热。

13. 频繁眨眼

这种现象表明泪液分泌不足而眼球干燥，患者通常会频繁地眨眼睛，有时候会不自觉地闭眼，随后流泪。

14. 脸红

当水分不足时，脑血管会以一定比例膨胀，导致脸红。

15. 耐性不足，注意力下降

需要集中注意力做某件事时，大脑会比平时消耗更多的能量，如果水分不足，产生的能量就会减少。能量供应不足，大脑就会命令你尽快地完成任务，人就会显得没有耐性。

16. 关节紧绷

关节能够吸收骨骼间的冲击力，起缓冲作用，如果身体缺水，关节囊的滑液就会减少，就不能正常地吸收关节间的冲击。

以上是水分不足时，我们的身体发出的信号。从这些介绍中，我们也能够看到水分对于我们身体健康的重要性，所以水分的补充一定要及时，水量一定要充足，以免我们的身体出现“大旱”的现象。但这并不意味着我们就要不限量地饮水，饮水过多也会发生水中毒，因水中毒而死亡的人也不在少数。我们人体细胞的膜是半透膜，水能够自由地通过，而细胞内其他物质则通过各种方式进出细胞。体内的水分过多就会使膜内外出现渗透压，进而导致细胞肿胀，发生“内涝”，尤其是我们的脑细胞，发生水肿之后会出现头痛、呕吐、乏力、视力下降、昏迷、抽搐等现象，可见饮水过多也是不行的。

每个人都应当根据自己的情况进行饮水，不能够按照同一标准进行，能保证人体的正常生理代谢需要就可以了，有特殊情况，如大量排汗，则需要再多喝一些水。

健康小贴士

饮用水的选择

在日常饮水时，我们应该选择弱碱性的水。人体内所需的矿物质大多都是从饮水中获得的，饮用的水不能太硬，也不能太软。

随时为健康“加油”

在我们的日常生活中，我们要时刻注意我们的健康，在一些小细节、小动作中为我们的健康加码，随时为健康“加油”。

(1)冷水洗鼻。每天早晨洗脸的时候，用手捧起冷水轻轻吸入鼻腔内，然后用拇指和食指捏住鼻子两侧使劲喷出，反复做3～5次。这样能够把我们一天一夜吸入鼻腔内的灰尘和细菌冲洗干净，而且在这种锻炼下，鼻腔能够抵抗低温，能更好地抵御感冒。

(2)梳头健脑。每天用木梳或手指从前额正中开始以均匀的力量向头顶、枕部、颈部的方向梳理头发，然后再向左右两侧的头顶进行梳理，这样做能够刺激头皮神经末梢和头部穴位，起到松弛头部神经的作用，还能够促进血液循环，起到消除疲劳、促进头发生长的效果，对于脑力劳动者来说最为适宜。

(3)后仰前倾。工作一段时间以后，稍微休息一下，双脚分开到与肩同宽的位置，同时扬起双臂，身体尽量配合后仰、弯腰，双腿要绷直、双臂尽量向下压，反复做几次。能够活动我们的颈椎和腰椎，缓解疲劳。

(4)耸肩解乏。工作一段时间后，用力耸耸双肩，尽量让双肩能贴近双耳，加紧双臂，再放松，反复做几次。这个动作能够让我们充分地活动我们的颈、背，还能刺激血液循环达到放松的效果，免得落下腰酸背痛、肩关节疼痛等病症。

(5)冲热水澡。每天冲个热水澡，能够让紧绷的神经放松下来，使自己早点儿进入睡眠状态。

(6)睡前伸懒腰。工作累的时候或睡觉前，伸个懒腰，能够放松你一天紧绷的神经，更好地进入睡眠。

(7)握拳。能够增强人体脏器功能，使体力增加，精力旺盛。

(8)按摩鼻子。用两个大拇指的弯曲部位在鼻子两侧进行摩擦数次，再用手指刮鼻梁数次。经常按摩，能够起到增强气血流通，润肺，预防感冒的功效。

(9)踮脚。经常站立、久坐都会让人感到下肢酸胀，甚至下肢静脉曲张，这是由于血液回流不畅所致，经常踮踮脚能够改善这种状况。

(10)起床后锻炼5分钟，早晨起床后花5分钟做做仰卧起坐和俯卧撑等，能够加快心率。

(11)不吃早餐会使人上午精神不振，爱犯困；吃过早饭的人精力就会充沛得多，身形也会相对更匀称。

(12)养成喝水的习惯。清晨起床时要喝一杯温开水，能够起到清洁肠道的作用，对体内的脏器也起到一定的润滑作用，随时随地为自己的身体补充水分，以免体内缺水。

(13)多看喜剧。俗话说“笑一笑，十年少”，笑能够对人的面部肌肉进行锻炼，还能够改变面部血液循环，提高注意力。每天保持愉快的心情，能够使人更加健康，远离各种疾病。

(14)交乐观的朋友。乐观、积极向上的人能够得到人的喜欢，还能够感染周围的气氛，和那些乐观的人交往，能够让人整天精力充沛。

其实，生活中还有很多这样的小事，我们随手就能做到，不用去考虑什么时间和空间的问题，只要在生活中能注意到这些小事就可以了。

不能够懒惰，如果刚开始觉得困难，可以写张计划书，每天可以按照计划来进行这些事情，时间长了就能够形成一种习惯，在日后的工作、学习、生活、娱乐当中都能够随时随地为健康“加油”。

当然了，即使是这些小事，也要我们坚持下来，每一天积累一小步。“三天打鱼，两天晒网”是不会看到效果的。要有“不积跬步无以至千里，不积小流无以成江海”的精神，这样才能为我们的健康加更多的油，才能在一定的时间里看到成效。

健康小贴士

高跟鞋不宜太高

理想的高跟鞋要有结实、柔软的鞋跟做支撑，脚趾能够在鞋里自由活动，衬底要舒适，鞋的内部空间要充足。专家认为，高跟鞋的鞋跟应当在7厘米以下才适宜，如果超过7厘米，就会导致双脚不适，而且过高的鞋跟会让人的身体前倾，时间久了就会对骨盆造成损害。

弄明白饮料的优劣再喝

现今，超市里各种各样的饮料已成为人们生活中的一种风尚。当然了，这些饮料风味、口感、色泽等方面都大大超过了我们日常饮用的茶水、白开水。

先简单说一下我们平时饮用得最多的饮料。首先，应属碳酸饮料。在20世纪80年代，碳酸饮料开始在中国盛行，其中卖得好的应属可口可乐了。这些碳酸饮料风味独特，由于其中含有二氧化碳，饮后浑身有冰爽的感觉，而且人们对它所带来的“煞口感”很是迷恋。但是，碳酸饮料含糖量极高，不适合糖尿病等患者饮用，即使是健康人，长期饮用碳酸饮料也是不科学的，因为它含有很高的热量，它是用糖和各种香料勾兑，最后再充上二氧化碳而成的，长期饮用可能会导致肥胖。

其次，就是果味型饮料。这种饮料含有极低的原果汁，再加上果味香精、色素和水调制而成，这种饮料没什么营养价值。如果买的是不正规的商家的产品，很可能存在香精、色素等添加剂过量等问题，这些物质可以在人体内富集，富集到一定程度就会对人体产生负面影响。所以，还是尽可能少地饮用这种饮料。

再次，就是果汁及果汁饮料。这是现今最流行的饮料，尤其是有机果汁饮料。这种饮料是用新鲜或冷藏的水果为原料加工而成的。果浆含量大于 20%，这种饮料风味良好，又具有一定的营养价值，但是也要注意，尽量选择有保障的品牌。有条件的话，要选择有机果汁饮料，因为这种饮料不添加任何添加剂，喝起来是比较放心的。含乳饮料应该不用多说，老少皆宜。不过，超市中的含乳饮料种类很多，应该怎么选呢？先给大家简单介绍一下这类饮料的分类以及营养成分的高低。配置型含乳饮料，是以鲜乳或乳制品为原料加水、糖液、各种添加剂调制而成，这种乳制品的营养成分显而易见不会太高。再有就是我们常喝的酸奶，酸奶属于发酵型饮料，是用鲜奶或乳制品经乳酸菌类培养发酵制得的乳液加入水、糖液调制而成，这种乳制品是很不错的选择，即使有乳糖不耐受的人群也可以饮用。

最后，说一些其他种类的饮料，也是现今饮料的一种潮流。比如蔬菜汁饮料，蔬菜水果调和饮料，这种饮料风味奇特，营养均衡，尤其对于上班族来说是不错的选择，可以缓解疲劳、抗辐射。食用菌类饮料、藻类饮料、蕨类饮料、植物蛋白类饮料、茶饮料等，这些都是不错的选择。

今后在选择饮料的时候，我们首先要分辨它的优劣再喝，不能只是凭着味觉、视觉去选择饮料。我们可以看看饮料的配料表、出厂地、固形物含量等。总之，高蛋白、高维生素的饮料越来越受消费者欢迎，碳酸饮料和果味型饮料已逐渐远离我们的视线。

健康小贴士

自制时尚健康饮品——山楂果茶

山楂酸甜适口，有助于消化，非常受大众欢迎；银耳富含维生素 D，能够促进钙的吸收，还有滋阴润肺、补脾开胃的功效，那么把两者一起加工做成饮料，不就两全其美了吗？现在，就告诉大家山楂果茶的做法。

原料：山楂 250 克，干银耳 50 克，冰糖 250 克。

做法：①先将山楂洗净，除去梗和花蒂，然后切开除去核，备用。再将干银耳放入水中泡发洗净。②将备好的山楂肉和银耳放入砂锅中，再加入约 3 倍的水。③先大火煮，待水开后，再用小火煮约 30 分钟，加入冰糖。再继续煮 10 分钟。④山楂银耳汤煮好之后，山楂和银耳都已经很软烂了，汤比较浓。⑤待汤冷却后，将其连汤带料倒入搅拌机中，搅成糊状就可以了。

山楂果茶中加入了银耳，起到了补益滋养的作用，而且还能增加果茶的浓度，减轻山楂的酸度，茶做好以后，还可以根据个人口味加一些桂花、牛奶等。

注意：喝的时候如果还是觉得酸的话，可以再加些蜂蜜进行调整；银耳的量也是可以自行调整的，加的量越多果茶就会越浓。

第三章

持久的健康需要和谐的心理

学会给心理加点"营养素"

如今的人们已经越来越注意饮食养生类的问题了，但是给心理加点"营养素"要比饮食营养更重要。疲惫了一天，想要去很喜欢的馆子吃一些合自己口味的饭菜，你还能吃得下，说明心理还是向着乐观积极的方向发展的。如果我们疲惫一天之后竟连吃饭的心情都没有了，还怎么谈得上健康呢？

我有个朋友，工作倒也勤勤恳恳，可只要是今天的工作有一点儿不顺心，就会垂头丧气一整天。记得有一次，她被上司数落，下班后我约她吃她最爱吃的西点，她却推三阻四地说没胃口。经不起我的再三邀请，她还是去了，可吃完以后她突然胃痛得站不起身来，勉强去了卫生间竟将吃的东西吐个一干二净，带她去诊所，只说是吃东西的方式不当，没什么大碍。

生活中这样的例子也很多。我们经常会发现周围的某个人突然瘦了很多，以前怎么减肥也没见她瘦啊，一问，果然没采取什么减肥方式，那是什么原因呢？再仔细一观察，才发现对方的面容也很憔悴。其实，这类人大多都是因为心情不好导致身体消瘦、面色苍白的。人在心情不好时，饮食的欲望会大大减少，即便是吃下去的东西，吸收率也会大大降低。

有些人可能会想，那很不错啊，还减肥了。可你知道吗，长期这样处于心情郁结的状态不光影响食欲，还会影响我们身体营养素的均衡。长期处于心情不好的状态，身体的免疫能力也会下降，很容易患上各种常见病。

看过《红楼梦》的人都应该知道林黛玉，整日处在一种惆怅的状态，最后竟忧郁致死。林黛玉因多愁善感，身体虚弱得厉害，严重时还会咳血，这样的一种生活状态，怎么可能健康得了呢？

现在，中国患抑郁症的人日渐增多，有的是因为事业，有的是因为感情。我们应该在日常的生活中多多调节自己的心理状态，以免自己在一些事情上走极端。

情感方面受到伤害，首先损害的就是我们的肝脏，情怀不畅会使肝气失去调节能力，直接导致气郁不舒，严重时会使我们心神不宁、夜不能寐，甚至会出现精神方面的疾病。

现在的生活节奏很快，多数人可能都会经历几次情绪低谷，这是很正常的，关键在于我们怎么调节自己的心情，使自己快速地恢复到以前的心理状态。如果长时间处于低落情绪的状态，会妨碍自己的心理功能和社会功能，使我们不能正常地记忆、思考、抉择、社交等。

由此可见，心理健康对身体健康的影响有多大。平时我们可以多听听音乐，选一两项我们喜爱的事坚持做下去，多出去散散步，多和身边的人沟通，把影响自己心情的事说出来就会觉得身心舒畅，事情总闷在心里便很难解决，而且时间一长想法就会偏激，更加影响自己的心理健康，进而对身体产生负面影响。

有些人可能会说自己的工作有多繁忙，没办法做到下班之后去享受。那我们可以想一些开心的事或令我们开心的人。想到那些，便觉得身边的这些琐碎的事算不了什么，便也释然了。

其实，心理健康的调节主要在于我们自己，平时多双观察事物美的眼睛就够了，时不时地鼓励自己，给自己加加油，多交一些朋友，把注意力从一个人的身上分散开来，这样日子会轻松很多。时不时给心理加点“营养素”，才能更好地保证我们身体的健康。

别被成功所累

“成功”是每个人都向往的，我们追求成功，为成功而奔波劳碌，终日奋斗。它是我们每一个人在内心渴望的结果，总以为成功之后自己就是多么幸福的人、多么快乐的人、多么有尊严的人……

可当某一天，我们真正成功以后，事业、金钱、地位等统统摆在我们面前的时候，可能就会发现，并没有当初想象中那么兴奋。你可能会想，梦与现实是有差距的，至少我比其他人幸福，我成功了，比别人拥有得多。

可随着事业的壮大，你会发现自己日渐贪婪，当初的成功在你的眼中太微不足道了，你便开始追求更大的目标，变得更加冷酷、圆滑世故，个人的时间也越来越少，只想着有一天能够走向那个最高点，却忽视了周围的亲戚朋友，甚至是家人。

自己已经记不得多久没有回家吃过饭了，也不记得多久没和朋友们好好聚聚了，想的只是如何成功。在这种忽略身边一切感情的生活里，你的生活显得不真实。时间久了，心总是紧绷在那一件事上，没有放松，没有减压，突然有一天，你就会觉得好累好累，似乎连抬头看看天空的力气都消失了。

这时候，你可能会怀疑自己这样拼搏到底是为了什么，当初的目的是什么？答案是为了让自己更幸福，更快乐。于是你便想，这就是黎明前的黑暗，很快就会过去了，等自己完成这一步再去和周围的人庆祝，弥补自己在这些日子当中对他们的忽略。于是，你将自己的生活安排得更满，起得更早，睡得更晚，回家的频率更少，和朋友聚会的时间就更没有了。

你成功了，又走上了更高的台阶，可你仍旧没有快乐起来，那种幸福感也没有像预期的那样到来，倒是更加忙碌了。身心本就没有放松过，再加上工作更加繁忙，那种累得不能呼吸的感觉便又出现了，心中烦闷，拾不起精神。你开始怀疑这一切，开始觉得是周围的人将你忽略，竟有种欲哭无泪的感觉。孤独、寂寞紧跟着你，让你无处躲藏。自己那么看重自己的成功所带来的金钱、地位、权力，怎么可能那么容易向周围的人低头呢？

经常想要陪着你去这去那的人让你着实不放心，心中总是在戒备着他们是否有什么目的。那些人中，也确实十有八九是冲着你所拥有的成功而来，真正的朋友早已被你疏远得找不到影子，剩下的就只有这些工作上的“朋友”。这群人对你都是有目的的，你当然不会轻易让他们得逞，于是，整天又会和他们作斗争，日子过得更加辛苦，也更加累，那种心累的感觉不是吃多少山珍海味就能够补回来的，也不是睡个觉就能够休息过来的，可能睡梦中都是在和这群人作斗争，让你夜不能寐、寝食难安。

你对着镜子，看着自己的眼圈发黑，眼角竟多了几条细纹，面色暗黄，你不禁会想，难道那些名贵的化妆品都是假的，还是前几天吃的海鲜不太干净？其实都不是，是你被成功所累，在你成功的同时，失去了很多东西：亲戚、朋友、家人、快乐、诚恳……我们想要生活得更加幸福、更加轻松，这些都是必不可少的，可当你成功的时候，金钱、权利等蒙蔽了你的双眼，你的眼里只有那些东西。你开心不起来，因为真实感在你的内心已经消失，你无休止地与周围的一切作斗争，忽略了曾经给你带来幸福感的一切，当你真正达到了目标时，才发现现在得到的一切都不能博得你会心一笑。

追求成功是好事，是我们每个人积极进取的表现，可我们在追求成功的时候，不能眼里只有“成功”二字，要知道，我们想要幸福、快乐，靠的不光是这两个字，而是更多的“情”，亲情、爱情、友情……如果我们只看到成功而忽略这些东西的话，就会被成功所累。

成功之后，你便会发现，身边竟没有能和你说知心话的人，也没有能让你从内心感到快乐的事情，于是成功的“累”就会让你更加疲惫。身体出现了各种不适，在医院中甚至不能被检查出来，自己开始惶恐，不知道是心理上的还是生理上的疾病。这时有人告诉你说这是亚健康的现象，你便开始回忆到底是哪里出了故障。

追求成功的时候，不能忘记我们最本质的东西，要明白我们追求成功的目的是什么，这样才能在成功之时没有那种孤独、疲惫的感觉，也不会将我们的身体累垮，才能让我们的成功更加有意义。

做自己的镜子

“镜子”是大家再熟悉不过的了，每天我们出门之前，都要在镜子前面梳妆、整理一番，然后信心十足地走出门口。可镜子毕竟只能照到我们的外表，却不能洞察我们的内在，镜子中的人，有的美丽，有的丑陋，可在外表之下是怎样的一颗心，我们却无从知晓。莫扎特曾说过：“外表美在我面前不值一提，我追求的是心灵美。”

这种心灵美是镜子照不出来的，也不是在别人身上反射出来的，靠的是自己对自己的了解，自己不断地对自己进行反省、总结、改善所得到的结果。

生活中很多时候，都需要我们自己来做那面能够照到心灵的镜子。拿别人当镜子，只会让自己没有主见，不清楚自己的方向在哪里。

很多时候，我们也会有“跟风”的习惯，拿着别人的成功当自己的镜子，觉得如果这件事要是自己做的话也能够成功。

只有自己把自己当成镜子,明白自己的一技之长,努力将其优化,向更好的方向发展,才能获取更多。

现实生活中的很多人也是这样,总在拿别人当镜子,别人怎么做他就怎么做。比如别人喝酒他就喝酒,别人请客他就请客,别人做什么生意他就做什么生意,等等。

这样一味地跟在别人后面走,将别人当成自己的镜子,永远也不可能有所成就,甚至还会出现心理上的扭曲,使自己走上错误的道路。

就比如说小孩子,如果他总是拿别人当镜子,别人骂人他就骂人,别人打架他就打架,那么等到他长大的时候,他看到别人没钱的时候可以通过抢劫来瞬间满足自己的欲望,那么他也会跟着这样做,最终走上不归路。

给自己定好位,明白自己需要什么,有能力得到什么,有什么特长,什么性格等,根据自己的自身条件来对自己的言行举止负责。

生活中的其他事情也是这样,比如看病,同样是高血压,有的人吃利血平,有的人吃复方降压片,还有的人吃降压静。如果你自己看着自己的病症和别人的病症相似,拿别人当镜子,开一些和别人相同的药物,可能很难达到和别人一样的效果,甚至会加重病情。再比如体育锻炼方面,很多男性朋友可能都会把那些"肌肉男"当成自己的镜子,盼望着自己有一天能够拥有那样强健的体魄,于是照着那些人的训练方式对自己进行严格要求,可能是自己的体质太差,也可能是自己从未进行过什么体育锻炼,结果肌肉、韧带拉伤了,甚至骨折了。不了解自己的体质,就盲目地跟在别人后面进行训练,是很危险的,要对自己的身体负责,了解自己适合什么种类、什么强度的训练,才能使自己的体魄强壮起来。

保健品的服用也是如此,别人吃了某种保健品可能体质增强了,也可能对自己的感冒现象有一定的缓解作用,还可能改善了自己某方面的身体机能,你可能觉得效果不错,想要尝试一下它的功效,但是你却没有发现它的奇特之处,甚至还出现了某些不良反应。于是你开始怀疑自己所买的保健品的真假。其实,保健品是真的,只是你的身体内可能不需要补充这方面的营养,有的人身体内缺铅,但如果你补充铅的话可能就会出现铅中毒的现象。所以,不能够用别人当镜子来选择保健品,可能别人缺少的营养物质,你的身体里已经足够甚至过量,怎么能再继续补充呢?

做自己的镜子，才能对自己的事业、健康有更大的帮助，能够让自己少走很多弯路，如果一味地拿别人当自己的镜子，照着别人的路走下去，不但得不到想要的结果，还可能会产生很多不良后果。做自己的镜子，让自己在各个方面的发展都达到最好的状态。

沟通是无极限的

沟通是一种主动的心理调节策略，属于一种直接的感情宣泄方法，如果我们心情不好，一定要及时与别人沟通，在沟通的过程中能够帮助自己整理思路、疏泄情绪、释放压力。

在现实生活中，我们经常会遇到不顺心的事。如疾病的纠缠、情感的伤害、工作和生活节奏加快的压力等，而这些事情常常会导致忧郁、恼怒、哀伤、愁怨之类的不良情绪，这些情绪无情地啃噬着我们的心，妨碍我们正常的学习、生活与工作。如果是一个心胸开阔、性格开朗的人，他会把心中的烦闷与人倾诉，使自己达到心理平衡；如果是一个心胸狭窄、性格内向的人，他就会生闷气。不愿与人沟通，久而久之便有可能引起心理疾病，严重时还会导致高血压、冠心病、消化性溃疡、肿瘤、偏头痛等身体疾病。

正像治理洪水一样，一味用堵塞的方法，结果只能使得洪水更加泛滥。要想减轻或消除各种不良情绪对自己的恶劣影响，就要像大禹治水一样，采用正确的疏导方法，使得这些不良情绪从一种正当的渠道宣泄出去，而沟通正是一种良好的消解不良情绪的方式。

很多人都有过这样的体验，心情特别不好时，如果有个渠道可以和别人说一说，心中的痛苦宣泄出来了，情绪就会平稳很多。当我们内心充满烦恼和忧郁等不良情绪时，切不可把忧伤压抑，把心事深藏心底，而应该与我们的亲人、配偶和知心的人沟通，以此来减轻忧伤。

与人沟通发泄，就是把自己内心的苦闷、愤怒等与人倾诉，通过听取别人的意见来释放内心的压力。通常情况下，人在受到负面情绪的干扰时，容易走极端，不计后果，但是通过与人沟通，放松心情，就会恢复自己的认知能力。沟通也会使人在心理上出现一系列的变化：首先，有种被理解的感觉；其次，内心会涌现一丝感动，孤独无助的感觉会减轻，情绪得到释放，心理上也感到了解脱。所以说，在情绪低落时，沟通是非常重要的。

我们肯定能够注意到，女性比男性更懂得沟通的重要性。举个例子，当女性内心压抑、痛苦时，很可能会与朋友聚在一起聊天、吃饭，通过朋友的疏导，使自己的情绪得到缓解。而对于男性来说，情绪低落时一般是通过无休止的喝酒、抽烟来排遣，这样不仅不能够很好地释放自己的情绪，还会对身体造成危害。所以，男性朋友更应该找个倾诉的对象，当出现不良情绪时，可以找个人好好地沟通，不能深藏在心里。

其实对于男性来说，女性是男性的最佳聆听者，因为女性的性格细腻入微、善解人意，更容易理解和体贴男性的处境和苦楚，而且男性在女性面前会表现得更坦率，更能够畅所欲言。反过来对女人来说，男性更加豁达、开朗，对女性的困难和感受会表现出更大的同情与更深切的理解，也是很好的听众，而同性之间就不容易获得这种感受。如果一个女性有一个男性朋友，那么她就会将自己的所有问题毫无保留地对他倾诉，寻求解决的方法。

从生理学的角度，我们也明白"异性相吸，同性相斥"，这是因为人体内有一种比意志更能推动肉体的驱动力和本能的力量在起作用。因此，当我们心情不愉快时，找一位要好的异性朋友畅谈，能够将内心的烦恼、忧郁、苦闷等意念冲淡，能够使心情轻松、气氛和谐。

当然，沟通也要讲究方式，以适当的方式倾诉才能取得很好的成效，为了使沟通取得良好的效果，需要注意以下问题。

1. 要选择自己绝对信赖的人

在很多情况下，那些长期折磨自己内心的问题，一般都是一些很私人的，甚至有些是难以启齿的事。如果我们不希望这些事在第二天就成为人尽共知的新闻，那么我们所选择的人一定要是一个能保守秘密的人。

2. 要选择那些可能会对自己有所帮助的人

与人沟通时，选择的不仅仅是一个听众，还应该是一个能够给我们提出很好的建议和意见，并且能帮助我们排除自己烦恼的人，这样我们才会有更多的收获。

3. 切忌喋喋不休

有的人喜欢整天向别人倾诉自己的苦闷，一两次还能够博得别人的同情和劝慰，但是长期这样反复地倾诉难免会让人厌烦。沟通的主要目的是宣泄情绪，得到理解、支持和帮助，而那些每天都在与别人沟通自己苦闷的人，很难让人再有心情去提出意见和解决的方法了，并且还会感到厌烦。

沟通是缓解不良情绪的有效手段，有一首儿歌歌词写道："蜗牛背着那重重的壳呀，一步一步地向上爬。"我们的人生本就是艰辛的，只有自己不断与人沟通，卸下自己精神上的重担，才能在今后的人生路上走得更轻松。

家是心灵的港湾，每当我们孤独无助时，永远没有必要在家人面前掩饰自己，强装坚强，他们是最爱你的人，也是最关心你的人，与他们沟通，去解开自己的心结。家对每个人来说都是重要的，它是我们休憩和获得力量的地方。与家人沟通，就是我们获得温暖和力量的重要方式，家人之间的沟通是外界所替代不了的，家人之间的沟通直接反映了家人之间的亲密程度。所以，当我们出现不良情绪，或遇到不愉快的事情时，要学会与家人沟通。

在我们人生的漫长旅途中，每个人都会有几个志趣相投的朋友。当我们有不良情绪时，大家聚一聚，一盏清茶，一杯咖啡，甚至来它两杯淡酒，就事论事地交谈一番，将自己内心积郁的消极情绪说出来。让朋友和你一起找出原因，或一语点醒梦中的你，鼓励你再接再厉或劝你走出迷途。总而言之，朋友是会和你共患难的人。那真诚的眼神和暖暖的话语深深地温暖着我们的心，在我们互相告别的时候，就会惊喜地发现，我们已经不再郁闷，那些忧愁早已烟消云散。

为了健康和长寿，在我们烦恼、忧郁、痛苦时，不妨大胆找一位知心的朋友，尤其是异性朋友，坦诚相处，尽情地倾诉、宣泄，以摆脱困境，让自己振作起精神来。

当然了，"一吐为快"虽然能够很好地调节我们紧张和疲惫的身心，但是"吐"要有度，物极必反。我们要有社会交往的积极态度。只要生活在开放的社会群体中，就要与人沟通，这样才能保持和社会一致的正常心态和好心情。

谁都有自卑的时候

很多时候，男人因为自己没有事业而感到自卑，女人因为自己的长相而自卑，自卑心理大都是受后天影响所致。当然了，也可能是因为自身性格缺陷所致。

其实，我们大可不必担心这些问题，谁都会有自卑的时候，关键是看你自己怎么从这种心态中走出来。经常会有人说这样的话：

"我长得太普通了。"

"我的脸上有雀斑。"

"我买不起那件衣服。"

"为什么怎么学也赶不上人家？"

"我为什么没有特长，人家不是唱歌就是跳舞，我连课外班都没报过。"

"我是农村来的孩子。"

…………

这些话相信大家并不陌生，很多人都会有自卑的心理，甚至是那些自身条件比较优越的人也会有或多或少的自卑。适度的自卑可能会成为我们前进的动力，但是过分的自卑就会成为我们成功道路上的绊脚石，有些人会由于自卑而出现各种心理疾病，甚至是心灵扭曲。

有自卑心理的人平时的抱怨声会更多一些，他们总是看到事情不如意的一面，觉得这个社会没有自己的立足之地，自己比别人差很多，不敢轻易表现自己，也不知道自身的优势是什么，其实两个字就可以概括这种心理，就是他们认为自己"没用"。如果总处在这种状态下，如何上进，如何做好自己的工作？而在这种状态下生活下去，自卑的程度又会加重。如此形成了恶性循环。

谁没有自卑的时候？我们可以把内心的胆怯向朋友、家人坦露出来，充分地认识自己的不足，找出自卑产生的原因，从根源上去改变这种状态。如果还是不行，我们也可以向心理咨询师进行咨询，让他们来帮助自己走出自卑的阴影。

通常情况下，自卑的心理多出现在青少年身上，这类人要么在校读书，要么就是刚刚踏入社会，心理抗压能力比较差，很多时候都会产生自卑的心理。要尽量避免这种现象，就要做到以下几点。

（1）要独立自主。刚刚踏入社会或学校之后，尤其是那些寄宿学校，要做到自立、自主、自强，生活中要照顾好自己的饮食起居，不要总惦记家里，要与同学、同事搞好关系。能够经常进行自我调节，以免产生自卑心理。

（2）要平和自己的心态，增强自信心。很多学生在上学之后都会有一种攀比心理，如果在某一方面追不上别人，如外貌、社交、家庭背景等，就会产生自卑的心理，进行自我封闭。还有就是刚踏入社会的人，总有一种与社会格格不入的状态，长此以往，便会受到排挤，进而产生自卑的心理。处于这种心理失衡状态的人，应该扬长避短，从同学、同事身上取长补短，正确地认识自我，告诉自己能做好，喜欢自己，说自己能行。

（3）要融入团队。不能让自己处于孤立的状态，要时时刻刻跟上周围人的脚步，不能脱离群体，要有合作意识，只有处理好人际关系，融入团队中去，才能体会到生活中的温暖与快乐。

谁都有自卑的时候，尤其是当我们处于孤独或自身条件有缺陷时，在那个时候，我们会时刻地观察着别人的优点，翻阅着自己的不足，一遍遍地戳着自己的心。其实，这都很正常，只是看你如何去面对、去改变这种状态，如果长期处于这种状态，势必会造成心理疾病。

适时与别人沟通，不用太过拘谨、忸怩，谁都会遇到这种情况，把内心的想法向别人坦露，让周围的人给你分析原因，找出解决的办法，从而去提高自己、完善自己，只有这样做，自己才能更好地避免因自卑而日渐扭曲心灵。

不要在生活中太过封闭自己，脱离群体后很可能就会产生自卑的心理。我们必须与人交际，把自己封在自己画的圈子里不出去，只会时时刻刻地感到空虚、无聊，不停地胡思乱想，渐渐地从思想上也开始与大众脱节，更加无法融入集体。

自卑是谁都会有的心理，关键在于我们如何去调整这种心理，改变自己的心理状态，时常给自己打打气，鼓励自己，从而让自己从自卑转变为自信。

换个角度解开心结

所谓“心结”，其实就是那些我们耿耿于怀的事，不是没有打开心扉的办法，而是自己把“结”打得太紧而又不愿意解开。

心结有两种：第一种，就是我们自己给自己系的结，就是说很多东西我们想要去追求又不敢追求；想得到什么又不付出全部的精力。于是对自己失望，纠结于心成了心结。第二种，就是与其他的人和事之间形成心结。与人方面，多半是由于与他人的沟通方面的误会或相互间的不妥协，产生不满的情绪，结下怨恨等，造成朋友间产生隔阂，形成心结。与事物方面，多半是对某些事物产生恐惧，如桥、水、蛇、虫等，这些是由于心理因素造成的惧怕感。

已经介绍了什么是心结，再来简单地说一下如何解开心结。

那些已经发生而又无法挽回的事，我们只能坦然接受，懊恼、烦闷、痛苦都是于事无补的，我们只能调整自己的心情，换个角度去思考问题，才能解开心中那个“结”。

通常情况下，一个人不管是在工作中还是在生活中遇到困难，或对一些事情感到失望，就会整天纠结来纠结去的，渐渐地便成了一个解不开的“结”。

其实，快乐与否的自主权在我们自己的手中，同样是一个苹果，积极的人可能会高兴地说：“真好，我还有一个苹果可以吃。”而消极的人却说：“怎么只有一个苹果啊？”这就是人看问题的角度不同所表现出来的不同心理。

当我们被别人“说”时，很多时候，我们会给这些话进行新一轮的解释，把对方的话想成“责难”，认为对方是故意找茬，总是想着找机会去辩解，结果可能会伤了和气。如果我们认为对方的话只是想让我们进步，只是在好意地劝说，那么自己冷静下来，便不会再胡思乱想了。

其实，当一个人的观念转变的时候，很多事情也就跟着发生了积极的改变。生活中有很多人，总是陷入困境无法自拔，多是因为他们固执己见，不会弹性思考，总是抓住一个点不肯放手，这样往往看不清事物的本质，只会一味地钻牛角尖，久而久之，便成了打不开的心结。

只有我们自己放开思想，及时地转变观念，换个角度去想问题，才能够突破思考的盲点，重新找到自己的闪光点，不再把那些微不足道的事纠结于心，重新看到希望，解开心结。

有这样一则故事：一个父亲种了几盆菊花，菊花开得分外娇艳，但是有一天父亲要出差，告诉儿子要看护好菊花。儿子却贪玩在外，突然刮起了狂风，紧接着又下起了倾盆大雨，待到雨停回家时，儿子却发现菊花早已花落满地，儿子后悔不已，在家中等待着父亲出差回家后的责备。几天后父亲回家，却并没有因为菊花的事责备儿子，儿子不解，便问父亲原因。父亲说，他不是为了生气而种菊花的。儿子在羞愧的同时也受到了启发，是啊，我们做任何事都不是因为生气才做的，为何不把所有的事都往积极的方向去转变呢？

面对那些不快的事、倒霉的事，我们只要稍稍一转变思维，换个角度去思考，情绪也会来个360度的大转弯，自然就不会形成心结了。

人的一生很漫长，在这漫长的路上会经历很多的烦恼，不同的阶段，纠结的事情也会不同。这些纠结于心的事，有的我们能够自行解除，有的可以随时间的流逝而慢慢化解，而有些却很长时间无法排解，郁积于心，逐渐成为心结，从而影响我们的正常生活。

其实，归根结底就是自己没有想通或者还没有看透那些事情，生活本来很简单，大度一些，不要总是拿着一个问题反复地去问自己，这样只能让自己越来越迷茫，要站得高，才能看得远，看得更清楚。不要总和自己过不去，实在想不明白的时候，转换一下自己的思维，想想那些好的方面，值得自己回忆的地方，或者劝说自己别人不是那么想的，只是自己想偏了，等等。

人生就是这样，心结其实就是你自己系在心上的结，怎么系没关系，关键是看你怎么解，换个角度去思考问题，把问题优化，心结解起来就会更容易些。

别再轻易发火了

只要生活在继续，争吵声就会不断，总有那么一些“点火就着”的人。有人会说：“火发出来就舒坦了。”那事实呢？大家可以多观察一下我们身边的人，大多脾气不好的人身体也不会太好，体质较差，动不动不是这病就是那病。那“发火”究竟会给身体带来什么样的危害呢？

(1)伤肝。中医上讲，怒伤肝。我们在生气的时候，体内会分泌儿茶酚胺，它会作用于我们的中枢神经系统，使血糖上升，加速脂肪酸的分解，这样血液和肝细胞中的毒素就会增加。

(2)色斑增加，脑细胞衰老加速。脾气火爆的人都会有这样感受，在生气的时候，会感觉头“嗡”的一下，似乎所有的火气都跑到头部了。其实，这是血液在涌向头部，此时血液中的氧气减少，毒素增多，毒素不但会杀死脑细胞，还会刺激毛囊引发炎症，进而出现色斑。

(3)胃溃疡。我们常听到这样的说法，“气都气饱了”，生气怎么就会“饱”了呢？其实，我们在生气时会引起交感神经兴奋，直接作用于心脏和血管，使胃肠中的血流量下降，就会造成胃肠蠕动减慢，食欲下降，甚至引起胃溃疡。

(4)心肌缺氧。生气时大量血液涌向头部，使我们的心脏供血量下降，从而造成心肌缺氧。

(5)甲亢。经常发火还可能造成内分泌紊乱，甲状腺分泌的甲状腺激素增多，时间长了就易得甲亢。

(6)肺部损伤。情绪太激动，呼吸就会感到困难，甚至背过气去，这种现象相信大家都遇到过。此时的肺泡要不停地扩张，得不到放松和休息，进而对肺造成伤害。

(7)损伤免疫系统，降低免疫力。生气时，身体内会产生一种叫作皮质固醇的物质，它在体内积累过多会阻碍免疫细胞的免疫作用，从而降低人体的抗病能力。

再有，当今的儿童，很多都有“暴力倾向”，那这些小孩子的“火”从哪儿来呢?

在家长发火,甚至动手的时候,孩子就会有这样一种想法:暴力可以解决问题。家庭和睦与否与孩子将来是否能够健康成长有着很大的关系。家长整日与孩子相处,如果总处于争吵的状态,不仅会让孩子有暴力倾向,还可能会使孩子受到惊吓,甚至对孩子将来的生活产生影响,让孩子误认为婚姻是不幸的,从而不敢面对这类问题。

我们在伤害自己身体的同时,也在影响身边的人,对自己和他们的危害可能是无法弥补的。所以,一定要压住自己的火气,别让它轻易跑出来。

健康小贴士

控制发火的妙招

(1)日常多看一些书,更多、更全面地了解发火对人体的危害,以免自己因一时冲动而发怒,甚至发生人命案,到头来后悔不已,多了解一下发火的危害,便会减少发火的次数。

(2)日常中要学会克制自己的怒火,提高自己的理智程度,只要一发现自己有冲动的征兆,就要及时克制。

(3)平时,多换换角度思考问题,不能一味地只是迁就自己的脾气,多体谅一下他人的感受,如果因小事而发脾气,不仅会得罪人,而且时间长了,周围的人也不愿意与你接触。

(4)听音乐有助于陶冶情操,平日里多听听音乐,尤其是那些比较轻柔的音乐,能够起到稳定情绪的作用。

(5)有意识地调整自己的言行举止,尽量避免令他人生厌,这样可以减少与他人发生冲突的机会,减少发火的次数。

(6)快要发火时,可以把内心的愤怒写到纸上,再将其毁掉,这样你会觉得轻松很多。

(7)结交几个知心朋友,把自己的不快与之倾诉,就会断了发火的念头。

(8)多参加娱乐活动,有助于宣泄自己的不良情绪,而且在与别人一同娱乐时还会化解矛盾。

(9)当自己的火气要爆发出来时,可以做一些其他的事来转移自己的注意力,比如迅速离开现场、转移话题、出去散步等。

(10)发火之前,先闭上眼睛深呼吸3次,等到睁开眼睛时就会发现自己的火已经消得差不多了。

心灵要随着季节来养护

春、夏、秋、冬各有各的特点，各有各的风情。我们在不同的季节穿着不同、行为习惯不同、饮食不同，甚至连心情都会不同。

春天时，人的注意力容易分散，在这种情况下，应当多动脑思考，阅读一些书籍、报刊，下下棋，听听音乐。春季天气凉爽，还可以登登山、旅旅游、看看风景，陶冶一下情操，同时放松自己的身心。

这时候，我们可以先放下手头的事情，尤其是老年人，在此时更要注重自己心灵的养护，尽量不要再替后辈操心。在这个万物生发的季节，人体内的各种生理反应都在迅速地进行着，情感、情绪等方面也会呈现高度兴奋的状态。所以，我们要走进大自然，走进人群，走进生活，让自己的一切显得充实、和谐、自然，这样能够更好地陶冶我们的情操，养护我们的心灵。

夏季，高温的天气会使人焦虑、烦躁、情绪低落，有的人甚至对夏季感到恐惧。那要怎样在夏季养护我们的心灵呢？我们可以适当地多运动，促进血液循环和新陈代谢，让我们忘掉那些不开心的事。还可以吃一些水果，夏季瓜果很多，甘甜可口的瓜果不仅能够降低我们的体温，还能够舒缓我们的情绪，把烦躁一扫而光。

我们还可以听一些能让我们心情愉悦的歌曲，平息我们内心的烦躁，产生快乐的感觉。

秋天是个容易触景生情的季节，万物的凋零增加了我们的忧郁感，人的情绪也易处于低落的状态。秋季的气温变化无常，冷暖交替，给人的生理和心理都带来了一定的影响，如果这时再遇上不顺心的事，就会更加容易出现烦躁、抑郁等不良心境。

此时，我们要注意调节我们的情绪，培养乐观的心情，保持内心的宁静、舒畅。也不要总是触景生情，应当适当地进行一些运动、旅游等。

进入秋天的心情如果实在是抑郁得很，很难调节的话，就要尽快地寻求心理医生进行治疗。

冬天来临，很多人都会出现意志消沉、慵懒乏力的症状，对周围的事物没什么兴趣,可能有患抑郁症的危险。所以,冬季心灵的养护也十分重要。首先,多晒晒太阳,能够抑制褪黑素的分泌,因为褪黑素能够影响人的情绪。其次,多参加一些体育锻炼,能够加快新陈代谢,加大肾上腺素的分泌,使人心情舒畅。情绪低落时喝一些咖啡、茶,再吃些水果、巧克力等,都能够兴奋神经系统,改善心情。还可以多吃一些清淡的食物,对于降火气也有很大的帮助。冬季膳食中肉类等油腻食物摄入比较多,要注意荤素搭配,少吃一些辛辣的东西。

冬季天气寒冷,户外活动自然会减少。当娱乐活动减少时,心情自然也会低落不少。所以,冬季心情的调节很重要。

不同的季节心灵上出现的问题也不尽相同,我们要根据不同的季节的特点对心灵进行养护,根据不同的季节心理可能出现的问题来进行防护。根据四季的特点选择适合自己的活动、食物等。保护好自己的身体,降低疾病的发生,才能让自己的心情更加愉快。

比如说,我们可以在春天出去写生,夏天出去游泳,秋天去登山,冬天打雪仗,这些都是根据各个季节的特点来设定的运动或者说陶冶情操的方法,各有各的特色,但又绝对是适合于各个季节的。

很多娱乐活动都是根据季节划分好的,我们可以在适当的时候进行选择,来愉悦我们的心情。

不同的季节丰收的物品也是不同的,我们所食用的食物最好是应时而吃。比如说,春天我们可以吃香椿,夏天多吃瓜果,秋天多吃白菜,冬天多吃萝卜。应时吃食物能够对我们的身体有一定的好处,可以增强我们的抵抗力,对调节心情也有一定的帮助。

因此,我们要随季节来养护我们的心灵。

平衡心理,远离衰亡

心念的波动会影响个人、家庭、社会、世界,甚至宇宙万物。我们一起心、一动念都会对我们的身体健康产生影响,恨、恼、怒等都会使我们的身体产生毒素。我们想要追求身体健康、幸福快乐,就要有一颗平和的心。

《黄帝内经》告诉我们,人的心理出现任何一种失衡的状态,都会带来灭顶之灾。因此,现代人讲究的养生就是要善于克制、自我排遣。要处理好人际关系,保持良好的心态,而且要能平衡身体内的阴阳,调和六脉才能够祛病延年。

俗话说:“人生不如意事,十之八九。”你可能觉得别人总是一帆风顺,自己却碌碌无为,久而久之,就可能会出现心理失衡的现象。心理不平衡,失落、嫉妒、私欲就会接踵而来,使你走在死胡同中不能找到前进的道路。

这种心理不平衡还可能会让人走向死路,如疾病缠身而死,权钱交易走上犯罪的道路等。因此,心理不平衡是生命质量下降的源头,也会导致身体衰老、疾病横生。

有一位老太太,本来应该在家安享晚年,但是自从对面搬来一位上海的老太太,她的心理就出现了不平衡的状态。她看到对门老太太买了一副金耳环,自己便也想要一对,于是开始节衣缩食,但是她本人患有糖尿病,处于药不离身的状态,为了买金耳环却连药都不吃了,结果血糖不断上升,最后住院抢救。住院期间,对面的老太太来看她,她又认为人家在向她炫耀,便说了几句讽刺的话将人家气走了,而自己的病情又加重了。

这种现象在生活中是很常见的。不平衡的心理常常来源于错误的比较,总是与别人的一言一行、外表等做比较,就容易产生心理失衡。无数的例子告诉我们,要在当今社会的种种诱惑下保持平衡的心理,这是养生、安身立命的大智慧,能够阻止大灾难的发生。

因此,要提醒大家注意:人一定要有追求,但不能一味地奢求。当今社会机会多多,但是机遇却并不会在每个人的身上都发生。人要求其所能求,舍其所不能求,心安自得培养元气,才能够不受邪气的侵扰。欲望强烈的人会损伤元气,健康便无从谈起。

那么,要怎么才能做到平衡心态呢?

第一,对自己不能过分苛求,对他人的期望也不要过高。不管做什么事情,都不要将目标定得太高,定个切合实际的目标,努力让自己达到目标,心情就会舒畅很多。如果目标定得太高,总是处于一种失败的状态,那就很难有好心情了。对他人也不要寄予太大的希望,每个人都会有优、缺点,不要将自己的标准强加给别人。

第二，要对自己的情绪进行疏导。当我们出现不平衡的心理情绪时，要学会转移情绪，倾诉就是一种很好的调节内心情感与外界刺激平衡的方法，能够去灾免病。也可以将自己的情绪转移到其他事物上，如快速奔跑、大声吼叫、大哭等，都能够转移注意力，释放不良情绪。

第三，求雅趣，在娱乐中疏导自己的不良情绪。心理失衡时，可以试着做做自己喜欢的事，消除内心的压力，释放抑郁的心情，缓和报复心理，保持心理健康。如下棋、绘画、钓鱼等，多参加娱乐活动是保持心理平衡的良药。

第四，与人为善，多做一些有意义的事。要从自身做起，与人为善，别人需要帮助的时候要尽量去帮助别人，将你的援助之手伸向他人，你才会感到更加踏实，有助于保持心理平衡。

第五，遗忘，也许是对人最好的呵护。人生的道路多崎岖，忘记那些对你心理有影响的人和事，就能够保持你的心态平衡。因此，只有忘掉曾经对你有过伤害的人和事，才能让你前行的道路更加轻松，心理也就会更加平和。

心理不平衡是生命质量降低的源头，也是导致疾病、衰老的源头。所以，我们要想追求身体健康、生活快乐、人生幸福，就要向往社会安定、世界和平，一切都要从自己的内心做起，要平衡心理，才能够健康长寿，远离疾病。

保持心理平衡，让我们离健康更近一步！

健康小贴士

正确的态度成就人生

人一定要能正确地评估自己和周围的人和事，必须要意识到生活中出现问题是在所难免的。要尽快地让自己平和下来，处事要乐观，将背上的包袱丢掉继续前行，做一个真正意义上的乐观主义者，才能够更加健康，取得更多成就。

改变不良心理的方法

人的心理状态是很脆弱的，也是不定型的。有时候我们可能会有这样或那样的心理感受，那些心理状态有的是积极的，有的是消极的，有的是好的，有的是坏的，有的甚至会让我们误入歧途。下面说几种不良心理的改变方法。

1. 自卑心理

自卑的人往往认为自己在很多方面都是个“摆设”，在朋友的聚会上永远是那么默默无闻，永远插不上话；在陌生人面前永远不敢抬头，甚至不知道自己的手该放在哪里。往往自己身上有优点也不能够发挥出来。在这种心理的驱使之下，很难将工作做得完美，还会在无形中加重自卑的程度。

解决这种心理的方法：首先，要摆脱依赖，做事要独立自主。其次，要平和自己的心态，不要时时刻刻都在和别人比吃、比穿、比外貌，要相信自己就是最好的，多给自己增加自信心，多鼓励自己。最后，就是不能脱离群体，不能自己将自己孤立起来，要融于集体，在集体中体会快乐。

2. 自负心理

一定的自负心理能够让人上进，对工作、学习等都有一些帮助。但是，过于自负的心理会让人看不到自己身上的缺点，自以为是，浮躁、不踏实，以自我为中心，不易被周围的人接受和认可，容易遭到排斥和反感。

对于这种心理的人，解决的方法：要学会接受批评，改变自己在别人心中的形象；然后与人平等相处，提高自我意识，了解自己的长处和不足，不能孤立地去评价，要实地考察，不能用自己的长处和别人的短处去比较，要客观、实际地去看待问题。

3. 嫉妒心理

《三国演义》中周瑜嫉妒诸葛亮而又被诸葛亮气死的故事告诉我们，喜欢嫉妒的人见不得别人某一方面比自己强，会想尽办法对别人进行挖苦、报复等，这种人心胸狭隘，身边缺少朋友。

解决这种心理的方法：首先，自己要有自知之明，我们要冷静地分析忌妒会对我们的生活产生哪些不良的影响，正确地评价自己，找到自己与别人的差距，努力追上别人。其次，要设身处地地为别人着想，对于别人的成就予以肯定。最后，就是要脚踏实地地做事，做好那些力所能及的事。

4. 挫折心理

这种心理的人不能够接受失败或不受追捧的现实，他的挫折感是因为心理需要的满足程度出现反差而导致心理失落感。

解决方法：要坦然地面对挫折，重新进行自我认识，分析自己的长处和弱点，调整目标，要认真地分析挫折，告诉自己尽快地从失败的不良情绪中摆脱出来，并磨炼自己的意志。

还有很多的不良心理会对我们的生活产生不良影响，我们应当用正确的方法去解决这些问题，同时强大我们的心灵，提高我们的心理素质。

那些不良的心理如果长期存在，就会让我们的心灵出现扭曲，甚至做出令人发指的事情。马加爵就因为自己性格的偏执长期存在，却没有及时地用正确的方法来解决这些问题，才会出现那么大的偏激，出现人命案。

其实，现在青少年的犯罪现象，都是由于他们心理出现问题长期得不到解决，便导致他们出现了偏激的想法。有些人通过无休止的酗酒来解决心中的愁闷，有些人通过吸毒来忘却心理上的压抑，其实这些人都在堕落自己，逃避现实，他们并没有去找出能改变自己心理上出现问题的方法，而是一味地加重问题，让自己陷入其中更加无法自拔。

正确的方法能够改变我们的心理状态，同时升华我们的人格，让我们不至于因为心理的因素而影响我们的正常生活，使心理上更加健康。

感到"心累"就放弃

"只要功夫深，铁杵磨成针。"这句话大家一定耳熟能详吧。说的是我们做事要锲而不舍，一定要将事情做完，要有那种不达目的誓不罢休的劲头。但是，如果这些事让我们身心俱疲了呢，还有必要再继续下去吗？

就拿感情的事来说吧，如果喜欢一个人，已经喜欢很多年了，但是内心深处明白两个人是不可能在一起的，那该怎么办，继续耗下去？有些人肯定会说："已经坚持了那么久，为什么不再多争取一下呢？"

其实，只有身在其中的人才能明白那种观望的感觉有多难受，你可以看着他和别人在一起，可以看着他分手，可以听他说话，可以和他一起吃饭，但就是不能说喜欢他。那种感觉压抑在心里，很多时候如同刀子放在胸口，划破了一道，眼泪又滴了上去，咸咸的，还隐隐作痛，渐渐地感觉到做什么都力不从心，对周围的一切开始漠然，突然觉得好累，是那种"心累"的感觉，累到自己再也张不开嘴多吃一口饭，连呼吸都觉得疲惫。

如果都已经成了这种状况，还是放弃吧，与其这样苦苦纠缠，倒不如让自己把目光转移到周围。世界是美的，很多人都很不错，只是自己把目光锁定在特定的人身上了。放弃了，那种痛苦与失落就会消失，"心累"的感觉也会减少，渐渐地人就会变得不那么多愁善感，变得豁达起来。

再有就是事业上的问题，我们一味地去追逐那个最高点，每天早出晚归，忽视周围关心你的人，冷淡除了事业以外的一切事物。我们想要做社会中的佼佼者，公司中的顶端人物，不在乎辛苦与否，每天加班加点，废寝忘食。渐渐地发现事业上的进步不是很大，自己的身体也垮掉了，周围的亲朋好友也都在疏远自己，开始感到力不从心，又不甘心放弃，慢慢地就会觉得自己心力交瘁，不知如何是好。与其这样整日操劳，弄得很"心累"，倒不如放弃的好。很多时候，一个人的心态也会决定一个人的事业，长期处于劳累状态，大脑得不到放松，又没有时间和家人、朋友在一起，只会让自己的事业走下坡路。

不妨放弃那些虚设的机会，调整自己的生活方式，改善自己的生活习惯，与周围的人在一起说笑，疲惫感很快就会消失，心也不会那么累了。身体上的"累"可以通过简单的休息便可恢复，而心灵上的"累"便意味着对外界事物的态度已经到了消极的程度，所以必须要找到那些让我们感到"心累"的原因，因为放弃有时候是一种解脱。放弃了，可能就会恢复到以前的样子，也许谈不上有多快乐，但至少不会像先前那样悲伤。

追求得太多是很累人的，不能想着把自己想要的东西都得到，那是不现实的。在我们苦苦追寻的过程中已经错过了很多美好的东西，而那些我们所追求的，就像一场做不完的梦一样，诱惑着我们，让我们舍不得停下前进的步伐，舍不得去转移目光。

正是这些“舍不得”让我们在为其奔波的时候心智日益下降，渐渐地心越来越感到疲惫，累了，若是还不想停下，那么剩下的，只是日渐混沌的人，再也拿不出精神和力气看世界。

我们一定要把那些只会让我们失去更多的事放弃，因为那只会让我们提不起精神，疲惫得睁不开眼睛。舍得，舍得，有舍才有得。只有舍弃了那些让我们“心累”的人或事，才能让自己更加开心快乐地过好每一天。我们是不完美的，任何事物也不是完美的，不用奢求太多。有些人可能不能忍受周围人的批评、冷眼、冷落，总是一味地解释、掩饰。到头来自己非但没有什么提高，还会觉得争来争去没什么结果，感到“心累”。

其实，我们大可不必去争论那些毫无意义的事，别人的批评是自己进步的阶梯，如果说得没有道理，我们大可以装作没听见。不要太在意周围人的态度，只要大部分人对你的态度还好，就说明你做得已经很好了，不要去追求所有人的认可，因为对于任何人来说都是不可能做到的，过于追求完美，只会让心更累。

不要太苛求自己

很多人属于那种对自己要求过于苛刻的人，这类人包括几小类，每一类的特点不尽相同，但是有一点却是共同的，那就是苛刻地要求自己的各个方面。

(1)回避型。这类人的特点是追求优越，渴望成功，也渴望成为独一无二的人，对未来充满美好的幻想，但是对竞争又充满恐惧，奋斗中随时可能会退出。在感情方面，总是压抑一切感情的存在，甚至会否认感情。对于所有的感情，他们过于理智，想要凭借理智去解决一切问题，这类人的想法有时会很奇怪，让人难以琢磨，觉得他们有时执着得可怕，有时又孤独得可怜。

这类人多数一生碌碌无为，内心缺乏安全感。要改变这种现象，关键是看你怎么去看待这个世界，如何看待你个人的生活。如果你每时每刻都处在自己的幻想中，不接受外界的是是非非，总是处于咒骂和恐惧之中，那你的一生都会处于一种被折磨的状态。周围的一切对你来说都是可以充耳不闻的，重要的是保持真正的自我，不要轻易受外界的影响，遇到不顺心或解决不了的事就轻易放纵自己，那样只会让自己陷入无尽的深渊。不要害怕心灵的触碰，可能会因此受到伤害，但是要面对现实，试着与现实作斗争，努力地去改变现实。对自己的评价高一些，增强自己的自信心，多对自己说一些鼓励的语言，多与人沟通，与人交往，哪怕是强迫自己也要进行下去，以免日后让自己的心灵在孤独之中扭曲。

（2）偏执型。这类人总是习惯去猜疑别人，而且对任何事都很敏感，对人不信任，总怀疑别人笑里藏刀。经受不起挫折和批评，对他人过于提防，容易嫉妒别人获得的荣誉，甚至将竞争对手视为仇敌。他们经常害怕失去自主性，怕事情的发展不受自己控制，这种人常常以自我为中心，通常会回避亲密关系。

偏执的人一定要克服主观臆断的心理，培养辩证的思维方法，分析自己的非理性观念。每当自己的心理产生偏执观念时，把合理的观念默念一遍，以阻止自己偏激的行为。如果有时实在不受控制出现了偏执行为，事后要及时分析原因，加以改正。要懂得去爱周围一切的人、事、物等，学会对人微笑，时间久了，自然能感觉到这样做的好处。

很多电影中的女强人、成功人士、富豪等，大都会存在这种心理状态，他们不停地要求自己的一言一行，追求着成功，使自己渐渐地远离家人、朋友，有时候他们的言语行为过激，对周围的人过于不信任，总是以自我为中心。电影《影子爱人》中有一句“我可以赢，我可以输，但我绝对不可以和”的话，那位女强人说完这句话之后失去了自己爱的人，这种以自我为中心的思想扎在她心里已经很深了，任何人，哪怕是自己最爱的人也不能让她有所改变。

人的一生不要太苛求自己做出多大的成就，要上进，要奋斗，但不能过度，否则的话，身边的人会离你越来越远，即使你成功了，也会觉得孤独。当然了，也不能太过追求完美，那样只会让自己很累，抑或是很颓废，当你追求完美到筋疲力尽的时候，就会消极地对待周围的一切，到那时，什么都显得不再重要，你只是尽情地放纵自己，让自己终日没有奋斗的心情。

对自己只要严格要求就可以了，不能太放松，也不能太苛求，只有心境处于一种近乎平和的状态，才能够让自己的身心更加健康，不至于因为性格上的缺陷而造成心理上的不健康。不要太苛求自己，也是在为自己的身心健康铺路。

少思寡欲免劳心

大家都知道，想要长寿，就要“少思寡欲勿劳心”，内心要少忧虑，并且善于摒除各种私欲，做到“清静无为”。但是，我们所处的社会太过复杂，人情世故太多，经常会出现“树欲静而风不止”的现象，想要做到心静，是很不容易的。

我们每天的生活节奏很快，工作和学习的压力又很大，再加上各种不良因素的干扰，喜、怒、哀、乐总是难免的。其实情绪的变化对于人来说是很正常的，关键就是当我们遇到不良情绪时要怎么去排解，做到让这些情绪不劳我们的心，不影响我们的健康就可以了。尽量做到“志闲而少欲，心安而不惧，形劳而不倦”就可以了。

要明确的是，少思寡欲并不是让人什么都不想，什么都不做，它指的是让人“清静以养神”“恬愉为务”，就是说要尽量减少各种贪欲、少费心思。正所谓“喜伤心，怒伤肝，思伤脾，悲伤肺，恐伤肾”，我们的情绪不稳，就会伤五脏。五脏俱伤就会导致精神涣散、神智衰弱，神智衰弱又会导致各种疾病的发生。医学研究表明，人类疾病50%～80%是由精神过度紧张引起的。

“我朋友失踪的那段时间，自己甚至都忘记怎么笑了，也不太清楚吃饭的时间了，整日里都在想着如何找到他。我从小就有慢性胃肠炎，每年也就发作一两次，差不多一两针再配两天的药就能恢复正常。可是自从他失踪后，我经常会犯胃炎，有时甚至是胃痉挛。后来便开始注重自己的饮食习惯，几乎天天都吃面条，生冷食物基本是戒了，可还是会出现胃痛的现象，基本上每次发病都很厉害，几针根本就起不了什么作用，甚至要输液(又叫打点滴)，医生诊断我脾胃不和，胸口有股火发不出来，这种现象要通过自己的心理调整才能改善，药只能起辅助作用……”

从这段话我们就能够看出，思念、伤心、难过等心情对我们身体健康的危害。也许我们并没有意识到自己在伤心、难过，可心里总还是在惦念着某个人、某件事，以至于我们在吃饭的时候，将对饭的注意力分散出一大半心思。此时，我们可能没有将食物咀嚼充分，也有可能将不可食的东西吃了进去，还有可能没有品尝出食物的味道多吃了一些口味比较重、刺激性比较大的东西等，这些都会对我们的脾胃造成一定的伤害。体内的气不顺，或者什么事情压抑在心，就会影响食物的消化，使其积聚在胃内，对身体健康产生不良影响。

欲望太多，人就会看不清现实，就会变得贪婪、偏激，置任何事物于不顾。就像电影《魔戒》里演的那样，那么多人因为戒指的巨大力量而不顾生死。欲望使咕噜由一个正常的人变成一个怪物，他500年没有吃过家乡的食物，甚至忘记了食物的味道，心灵也极度扭曲，杀了自己的朋友，也不再相信任何人。佛罗多因为戒指变得心智模糊，吃不好，也睡不着，整日整夜地抚摸着戒指，身体日渐虚弱，心灵也出现了扭曲，甚至不相信自己最好的朋友。这就是欲望的可怕，它会让我们的身心迷失，忘记自己身处何处，忘记自己正常的行为举止、饮食等，心中就只有那么一个欲望，迫切地想要去实现，却始终得不到，渐渐地身体和心灵会变得更加脆弱，更加不堪一击，甚至出现心灵扭曲，再也看不到任何人善良的一面，只会把他们当作自己成功路上的障碍。

这种人，会远离自己的朋友和家人。渐渐地内心更加自我，更加惶惑，身体也会越来越差，他们在精神极度紧张的状态下，对食物食之无味，甚至会将食物忘记，也觉察不到自己身体的不适。

所以，不管是欲望还是劳心，都会让我们的身体健康受到一定的影响，同时人也会变得憔悴。“少思寡欲免劳心”是我们身心健康的重要保障，我们要用心去体会这一点，并尝试着做好它，让心情放松下来，保护我们的身体健康。

健康小贴士

情绪具有传染性

采用芳香疗法对于思虑过度很有效。我们可以将薰衣草油和蓝菊油滴在织物上或放在蒸气吸入器、蒸汽浴缸中，或涂一滴在太阳穴处，能够改善人的心情。

心理缓冲剂——幽默

在这个世界上，不会有一帆风顺的事，每个人在生活、学习、工作中都会遇到这样或那样不顺心的事，比如与同事发生矛盾、月考成绩不理想、个人爱好得不到满足等，如果总因为这些事情闷闷不乐，人肯定会变得非常脆弱。

美国集企业家、演说家、作家于一身的奥格·曼狄诺说："幽默是精神的缓冲剂。"幽默能够消除我们生活中的紧张、焦虑，能够减轻压力，调试人与人的关系，还能够帮助我们摆脱窘迫和困境，能够增强人的自信心、免疫力，同时促进人的身体健康。

幽默是健康的一剂良药。心理学研究表明，人的大脑皮层中的"快乐中枢"在我们的快乐与兴奋的刺激下，能够把美好的东西复制出来，在人的体内发生一系列的化学反应，激发人体的机能，洗刷掉身体的疲劳和倦怠，改善身体内循环，增强人体免疫力。

幽默的人，体内的新陈代谢比较旺盛，免疫力也比较强，而且要比常人看起来年轻几岁。所以，科学家也把幽默比作心理保健的"心理按摩"。幽默能够使人在大笑的时候降低血液中的压力荷尔蒙——皮质醇，这种物质过量会削弱身体的免疫力。笑声还能够增强人唾液中的免疫细胞活性。幽默能够解除身体的疲劳，当我们疲惫不堪的时候，如果家人、朋友能够给我们讲一两个笑话，等我们哈哈大笑之后，便会感到疲惫少了很多，精神也提高了不少。

俗话说"平时多喜乐，胜过吃补药"。从古至今，笑都被看作治病的良药，健身防病的法宝。生理学家发现，笑能够让我们的肺扩张，增加肺活量。我们在笑的时候，胸部肌肉会同时跟着运动，心脏功能也会强大起来，同时血液循环加快，毛细血管开放，增加了氧气的摄入量。笑的时候，胃的体积会减小，位置会上升，同时胃壁张力增大，消化液的分泌和消化道的活动增加，食欲就会跟着增加。笑又能够让人的胸腹部产生肌肉活动，对我们的各个脏器进行按摩，还能调节植物神经和内分泌功能，加快新陈代谢，这些对健康都是大有好处的。

幽默使人健康，幽默使人长寿，所以我们一定要懂得幽默，与人幽默，对己幽默。

如果我们学会和幽默相处，就能够让自己充满快乐。生活中我们也不难发现，那些乐观主义者往往身体健康，很少生病；即使病了，很多时候也会不治而愈，这是乐观的心理给我们身体带来的力量。

也许，你会有这样的惆怅：我不是个懂得幽默的人怎么办啊。那我们就要增加自己的幽默细胞，训练自己的幽默感。幽默不是说会笑就可以的，我们要从“心”幽默，从心底里去认识人、事、物的美，从那些不被人发觉的方面找到它作为笑点的地方。培养自己的幽默感，降低自己的笑点。有的人可能没什么幽默感，也说不出什么幽默的段子，但是能感受到别人的幽默。我们同样可以从别人的幽默中感受到快乐，同样能够感受到那种对于身心的益处。

网上有很多幽默的小段子，我们平时可以多看看，能够提高我们平时说话的幽默水平，也更容易理解别人的幽默。或多看一些喜剧，看喜剧时，我们会处在一种很欢快的气氛当中，在这种气氛下，一天的烦恼、疲劳等都会一扫而光，对我们第二天的工作也很有帮助，能够有十足的精气神走向工作岗位。

幽默能够减少我们身体内的毒素，幽默能够健全我们的心理，幽默还能够增强我们的信心。不管何时何地，懂得幽默的人总是受关注的，总能吸引人的眼球。懂得幽默，会让你在人际交往中如鱼得水，也会让你的身心更加健康。

健康小贴士

掌握好幽默的分寸

在人与人交往的过程中，幽默感是很重要的，很多场合都需要你的幽默来打圆场，但是也要讲究分寸，开玩笑可以，但不能过分。幽默过了头，结果就会适得其反，不但达不到开怀大笑的效果，可能还会得罪人。幽默也要分场合，还要考虑到对方的情绪和性格，这样幽默才能起到松弛神经、活跃气氛的作用。

心宽一尺，病退一丈

生活中经常会看到这种现象：两个在基本相同的条件下生活的人，一个生了很重的病，另一个却很健康；患上相同疾病的人，病情相似，却出现一些治愈、一些死亡的现象。

出现这种差异的原因是什么呢？其实，生病与死亡的概率，与人的情绪和精神有着密切的关系，我们经常会发现癌症患者往往是那种内心压抑的人。临床研究结果表明，意识和精神的不良方面会像毒药一样以情绪的方式对我们下丘脑的活动产生直接的影响，不断地削弱我们的免疫系统，最终诱发疾病或导致疾病久治不愈。所以，要建立健康的思维模式，将心理上的自我破坏态度转变为自我治愈态度，就能够开启我们身体的自动恢复机制，使身体恢复健康。

《黄帝内经》中讲："人有五脏化五气，以生喜怒悲忧恐。"正是由于这一点，人产生的负面情绪会对身心有一定的影响。那些没有解决的心理问题还会造成内心的紧张，这种紧张又会使体内的生命物质出现流通障碍，这些障碍也是导致生理疾病的因素。"心宽一尺，病退一丈"，人将心放宽了，才能够击退疾病，那如何才能保持心宽呢？

（1）要宽大为怀，明哲保身。俗话说"心宽体胖"。一个总保持心宽的人，一定是春光满面、笑容可掬的。不管何时何地都要宽大为怀，这是一种智慧，一种深沉。

（2）心静如水，将疾病"化险为夷"。只要自己心静如水，心性明朗，就不会有什么事能够阻挡你前行的道路。一个人若是能做到怡然自得，心中总是乐观向上，就能够战胜困难和病魔，保护自己不被负面情绪和疾病打败。

（3）随遇而安，安常处顺。它是知足常乐的内涵，只要保证自己习以为常地生活，能够有勇气面对一切风云变幻，那么与成功的距离就近在咫尺了。当我们遭受疾病所带来的痛苦时，要尽量想开一些，随遇而安，积极地进行治疗，才能够保全自己。

(4)喜欢并爱护自己。不要总想着怎样去改变自己,要学会认可自己,接受现实,用自己的爱心去拥抱自己,拥抱生活,还要成熟、客观地去理解生活,要懂得感恩,还要善待自己。这样做我们的内心就能够平和、安详,我们也会受到自己的保护。

(5)要发展自己的爱好,建设自己的支持系统。对自己的兴趣、爱好要进行发展,还要保持好奇心和求知欲,这样能够帮助我们保持健康的体魄与和谐的心理。另外,多和积极、乐观的人交往,尽可能不与消极、悲观的人接触。

(6)不要总将问题“严重化”。不要为无关紧要的事情发牢骚,也不要将事情看得太过严重,将所有的错都归咎到自己的身上。要不断地寻求新的爱好,关心周边的事情,对生活要充满新鲜感,全身心地放松,切记“心宽一尺,病退一丈”。

(7)对于那些压得你喘不过气来的思想包袱,要放下,还要学会看事物光明的一面。要学会让自己心平气和,保持平常心,不计较那些微不足道的事情。去除心中那些对于你来说是负担的事,停止做那些无谓的事,多看到事物光明的一面,要明白世间之事,有黑有白,不能够走极端,要做到“不以物喜,不以己悲”。

总之,开心也是一天,悲伤也是一天,为什么不天天开开心心的呢?开心能够使人心宽,开心能够防病,所以要让自己心宽,才能提高自己的身体素质,疾病才不会找上你。

健康小贴士

从日常生活中找到让你心宽的方法

(1)运用情绪宣泄法,将心中的不快讲出来,会感到轻松一些。

(2)在生活中遇到挫折,可以将那些令你烦恼的事情抛开,做些想做的事。

(3)到风景宜人的地方去散步,或者去好朋友家里做客,还可以参加一些自己喜爱的文娱活动或体育活动。

(4)根据自己的兴趣,选择新的生活目标,将注意力分散,才会使生活更有意义。

(5)向别人伸出援助之手,能够让你忘却心中的烦恼。

(6)效仿古代圣贤的言行,能够提高个人的修养。退一步海阔天空,要想拥有豁达的人生,就要将眼光放远一些,对于小事不必计较。

七情适度——健康之本

人有七情,这是由人的内外因共同决定的,而且是不可避免的。适度的七情变化是很必要的,能够平衡人体的阴阳,但是七情变化不可过,过了,就会对人的身体健康产生危害。就如《灵枢·百病始生》中所说:“喜怒不节则伤脏,脏伤则病起于阴也。”因此,要顺从自己每天的生活,允许自己各种情绪的变化,但是不要波动太大,以平和适度为宜。

感情的大起大落会使人处于失调状态,产生感情失能,其潜在能力超出一定限度时会导致生理代谢紊乱,免疫力下降,会引发或加重某些疾病。所以,无论是在工作中还是学习中,都要学会释放自己的感情,懂得拒绝和取舍,要从精神上保持良好的状态,才能够保证机体的正常运转,使我们的身体更加健康。那怎样保持七情适度呢?

(1)少怒。怒是七情当中最强烈的情绪。喜、怒、哀、乐本是人之常情,在这个充满矛盾的世界,遇到令人生气、愤怒的事情很多。然而,发怒无论从哪方面来说,都是有弊无利的。诸葛亮三气周瑜的事人尽皆知,周瑜竟因怒而死,真是可悲、可惜。当我们胸中怒火冲天时,要想到这种情绪对自己的身体健康不利,有意识地进行克制,可通过避开令你怒气冲天的场合,找个安静的地方,进行深呼吸,或大吼几声来排解。方法有很多,可以根据自己的情况进行选择。

(2)少欲。一个人若是无欲无求,就不会被七情所困扰。有了淡泊的心志,才能够在各种欲望中不随波逐流,也不会因外物而大喜大悲。对于他人的态度也会有所转变,嫉妒、牢骚也会一扫而光。淡泊的心态能够让人处事乐观,颐养天年。当然了,人如果对物质和精神都没了追求,也就不会再奋斗了,但是这种追求要从实际出发,不能够脱离实际,甚至想入非非,否则终因失望而痛苦不堪,忧思成疾,影响健康。

(3)要心存感激,与人为善。心存感激的人,对人和事都会有个良好的态度,与周围的人能够相处得更加融洽,心中常会存在愉悦之感。工作、人际交往中吃点小亏不算什么,被人误解也是不可避免的,而在面对这些问题时，关键是看我们如何去解决。如果我们心存感激、与人为善，宽容地去看待这些事，心中就会充满愉悦。

七情属于精神活动的范畴，包括喜、怒、思、忧、悲、恐、惊的变化。一般情况下，情绪的波动对人体的健康不会产生危害。如果情绪波动大，或是长期处于消极的情绪状态，就会出现过度的或长期的精神紧张现象，从而对人的健康产生影响，还会引发一些疾病。七情要适度，喜伤心，怒伤肝，思伤脾，忧伤肺，恐伤肾。无论哪一种情绪过度，都会对我们的身体健康有一定的影响。七情适度是养生之本。那些心存感激、心地善良的人，始终保持着一种处之泰然的心态，这种心态能够将血液的流量和细胞的兴奋度调整到最佳的状态，提高机体的免疫能力。因此，学会感恩，用平和的心态去面对这个世界，是我们心理养生不可缺少的“营养素”。

健康小贴士

七情的致病特点

七情致病，会直接影响对应脏器的健康，导致脏腑气机逆乱，气血失调，进而导致各种疾病的发生。

（1）影响脏腑气机。七情致病，主要有怒则气上、喜则气缓、悲则气消、思则气结、恐则气下、惊则气乱。

（2）直接伤及内脏。七情过激会直接对内脏生理功能产生影响，导致各种病理变化，不同的情绪会损伤不同的脏腑，表现出不同的病理变化。如《素问·阴阳应象大论》中所说，“怒伤肝”“喜伤心”“思伤脾”“忧伤肺”“恐伤肾”。

（3）情绪的波动会导致病情改变，对已患的疾病会产生一定的影响，使病情加重或恶化，甚至会导致死亡。

第四章

去运动，提升健康质量

健身走路奥妙多

走路，是大家再熟悉不过的了。现代人已经开始注重走路健身了，很多人在上班的时候都选择步行，这样既有利于减肥，又可以更好地欣赏周围的风景。

走路虽然是人人都熟悉的一项运动，但这其中还是有很多细节需要提醒大家注意，以提高我们走路的质量。

走路时要抬头挺胸，根据自己的体质进行速度的调整，快步走路能够起到减肥，防止动脉硬化的功效，还能够预防衰老和老年病，能够很好地维持我们的身体健康。据报道，让 40～57 岁的男性每星期步行 4 次，每次 40 分钟，连续 20 个星期，结果显示，男子的最大氧气摄取量、心脏机能均有显著提高，体重、皮下脂肪的厚度也均有显著下降。还有研究表明，中老年女性每天快步行走 30 分钟，对于预防糖尿病、骨质疏松、中风等均有良好的效果，还能够减少癌症的发生。

如果是在冬天、下雨天等，我们不愿出去走动，可以爬爬楼梯，这也是一项很不错的运动，能够更高强度地锻炼我们的身体。对于中老年妇女来说，为了预防骨质疏松，常常会喝一些牛奶，牛奶的营养丰富，在补充钙质的同时还补充了脂肪等其他营养物质，喝多了会导致肥胖。如果我们每天坚持在饭后 1 小时快走至流汗，就可以很好地预防肥胖，还可增加心脏功能。当然，要根据个人的身体素质来调整步行的速度。

散步，可以使大脑皮层的各个活动过程得到改善，能够很好地消除大脑的疲劳，使大脑处于放松、镇静、清醒的状态。所以，很多人会选择散步的方式来调节精神。散步还可以收缩我们的腹部肌肉，加深我们的呼吸，膈肌的上下运动也会加强，从而加强上腹部肌肉对胃肠的摩擦，加强消化系统的血液循环，促进胃肠的蠕动，提高胃肠的消化能力。散步是一种全身性运动，能够将身体的大部分肌肉利用起来，从而使身体的代谢活动增强，肌肉变得发达，血流更加畅通，能够减少患动脉硬化的可能。

中医上有“走路是百炼之祖”的说法，而西方的医学之父希波克拉底也曾说过“健走，是人类最好的医院”。其实，很多人在追逐事业成功的同时，忽略了身边太多的东西，忘记了周围的美丽景色。而走路，不光是为了增强我们的体质，锻炼我们的意志，更多的时候，是为了让我们能停留一下去欣赏我们周围的景色。这是一种从身心去修复内心的方法，能够陶冶我们的情操，让我们做到身心健康。走路，能够让我们心情愉悦，淡忘很多喧嚣与烦琐，忘却很多烦恼与伤痛；它能够给我们清静悠远的感觉，能够让我们拥有旷达的心胸以及思想上的闲适与精神上的舒展；它是一种休息，从内到外的休息，彻头彻尾的休息；它是一种享受，身与心共同的享受，更是一种境界，高雅与和平的境界。

这就是走路对健康的好处，不光是身体上所表现出来的健康，更是心理健康的一种体现。我们在走路的同时，既达到了身心的愉悦，也体会到了身心的健康，何乐而不为呢？让我们大家都动起来吧，为了明天更加健康，坚持步行。

健康小贴士

如何走路最健康

（1）要注意走路的基本姿势，要“抬头挺胸”，这样有利于保持我们脊柱的生理曲线，保持呼吸的顺畅。

（2）走路时要做深呼吸，这样可以增加我们的肺进气量，可以很好地锻炼我们的肺功能。

（3）走路时要高摆双臂，与腿相呼应，要迈大步前进，双臂自然摆起，要前后摆，有利于胸部扩张，保证呼吸顺畅。

（4）中老年人、肥胖者或有心脑血管疾病的患者应当慢速走路，虽然这种走法达不到有氧训练的强度，但是可以锻炼身体、陶冶情操。适合中速或快速走的人，可以每小时走五六千米，能够达到强身健体的功效。

（5）走路的时间要达到45分钟，减肥的效果才能明显一些。

（6）我们还可以倒着走或正反交替着走，能够起到缓解腰酸背痛的功效。

（7）还可以脚踏鹅卵石走，可以起到按摩脚底穴位的作用，能够疏通血气、调节脏腑。

正确的呼吸非常重要

大家看到这一节，可能会有些不屑，认为自己从出生那天起就开始呼吸，难道呼吸还有什么正误之分吗？其实，据调查，世界上有一半以上的人不会呼吸。不会呼吸，就如同慢性自杀。

一般人的呼吸方式就是胸式呼吸，这种呼吸的方式呼吸度浅、换气量小，很容易通气不足，造成体内二氧化碳积累过多，导致身体缺氧，容易诱发疾病，影响我们的身体健康。

正确的呼吸方式应该是腹式呼吸，这种呼吸方式能使气体进入腹部，让腹部充分隆起，增大氧气在体内的存留量，还可以增加气体的存留时间，等到呼气时，还能够充分地呼出体内的废气。这种呼吸方法要注意：在呼吸时尽量加大气流量，呼气时尽可能缓慢呼出，这样做不仅能够调整机体的循环系统，还有利于按摩内脏，刺激腺体进行良性分泌，还能够刺激胃肠蠕动，提高消化功能。对于女性来说，这种呼吸方式还有助于小腹肌肉紧实且富有弹性，有纤体作用。据日本自治医科大学北村谕教授研究发现，深呼吸还有防治高血压的功效，能够帮助人们解决压力过大、失眠等症状。最重要的是深呼吸有助于长寿，这是美国科学家希尔得出的结论，他指出，深呼吸时进气和呼气量比胸式呼吸的气体量多 8 倍左右，能够使生命获得大量能源。

现代人的运动量很少，尤其是那些常坐办公室的人，呼吸又浅又短，通常用的也是胸式呼吸，所以常坐办公室的人可能会有头晕、乏力的症状，再加上饮食失衡、运动量少，各种慢性病也会随之而来。应该多注意加深呼吸，避免浅短的呼吸方式，这样又可以给身心健康多加一层保护。

下面来介绍一下正确呼吸的方法。

(1)缓和吸气，就是说，吸气的时候要均匀缓慢，尽量地加深吸气的力度，吐气要用力，才能够将身体内的废气全部排除。

(2)呼吸，从吸到呼的呼吸形式(10～20 秒钟)，对身体健康是非常有利的。

(3)在室外空气新鲜的地方,应当有意识地多做几次深呼吸,先由鼻孔慢慢吸气,吸气过程中,胸廓上提,腹部鼓起,再继续吸直到肺部充满空气,再用力呼出,反复进行。

(4)长期坚持体育锻炼,呼吸也能得到改善,增大肺活量。

其实,正确的呼吸方法是我们每个人都很容易做到的,只是看大家能否坚持,一两次、一两天做到深呼吸是很容易的,但是想要长久地做到用腹呼吸对大家来说可能有些困难。大家可以采取一些小方法,比如我们可以在电脑上粘几张便签,提醒自己深呼吸、用腹呼吸等。或是工作累的时候出去透透气,空气一好,自然而然就会想要进行一下深呼吸。还有很多小方法都可以让大家做深呼吸,只要大家平时多留意一下就可以了。

呼吸确实很简单,它是我们与生俱来的一种本能。如果我们总是浅浅地进行呼吸,势必会造成身体的不适,如头晕气短。好的习惯从日常生活中逐渐养成,我们不能总是一味地迁就我们的不良习惯,应当时不时地调整自己的生活习惯,达到健康标准。

合理的呼吸对我们的健康非常重要,让我们从生活的点滴开始,提高我们的呼吸深度,离健康更近一步。

健康小贴士

健美爱好者正确的呼吸方式

(1)同步式呼吸法。指的是每进行一次呼吸都是在动作中完成的。①肌肉在进行收缩的时候要尽快地闭起并且快呼气,肌肉伸展时要慢吸气。一般在负荷较重的运动中采用这种呼吸方式,如仰卧推举。②肌肉收缩时快吸气,肌肉伸展时慢呼气。此方式和上述方式不同,吸气时要快速且有力,呼气时要缓慢深长。适用于负荷较轻及退让性练习,如立姿飞鸟。

(2)非同步式呼吸。呼吸的频率与动作次数不等,呼吸在动作间歇时进行。①几次动作一次呼吸。这种方法是指连续几次动作后暂停,做一次呼吸,如此反复。此方式适用于训练的开始阶段,如俯卧撑。②一次动作几次呼吸。当身体负荷较大或接近疲劳时,调整呼吸,以便完成下一次的动作,如杠铃深蹲。

(3)自由调节式呼吸法。在进行小强度的训练时,呼吸常采用自由调节的方式,如慢跑。

你的健康漏洞在哪里

我们平时可能不会过多地观察自己的变化，只是觉得感冒了要吃感冒药，发烧了要吃退烧药，胃疼吃胃药，头疼吃去痛片。殊不知，就是这种治标的做法，让我们的身体出现了很多漏洞，我们不去关心病根出在哪里，只是想着出现什么症状就吃什么药。

其实，是我们的日常生活习惯导致了我们的身体健康漏洞重重。

目前，失眠多梦，通宵玩游戏，熬夜加班，逛夜店的人越来越多。对于人的生物钟来说，子午觉才是最重要的，即23:00～01:00和11:00～13:00，这个时候人体的脏器处于休息阶段，如果长期生物钟紊乱，就会使内脏中的毒素排不出去，血液得不到充分的分配。

我们的身体白天可能会受到各种损伤，由于白天身体一直在运作，不能得到很好的修复，只有到深夜处于睡眠状态时才能进行修复。我们体内会代谢很多废物，这些废物也会在我们熟睡时由我们的肝脏、肾脏等器官排出，这些过程的进行都是有固定时间的，如果错过了这个时间，就要等到下一次再进行。所以，我们一定要按时进行睡眠。

假性疲劳，这也是目前困扰我们比较大的问题，很多人都会觉得一天什么都没做却累得很，这是什么导致的呢？

(1)重复性工作或静态工作者，是全身动作比较少的人群，体内的血液流动模式处于较低的状态，从而出现“疲劳”现象。这种疲劳不是真的累，只是一种组织缺氧导致的假性疲劳，不能够通过休息改善，越休息就会越累。

(2)当身体的肌肉缺乏锻炼时，机体的各个功能就会衰退，抗疲劳能力也会跟着下降。还有身体的各个器官，如果不进行有效的使用，就会退化，不能承受日常生活负荷，就会产生疲劳。

(3)突然感到疲惫不堪，应及时去医院进行检查，很有可能是患有某些疾病，如糖尿病。不要总把这些现象想象得很平常，这很有可能是某些疾病的隐患，也不要总拿自己的年龄当优势，现在很多疾病都有年轻化趋势。

(4)现代人的饮食结构存在着很多不合理现象，如摄入过多的脂肪，干果，肉类等，这些物质容易使人犯困、四肢倦怠，因为这些物质的消化要耗费大量的能量。高热膳食会使血液中的血糖、血脂超标，降低血液流速和携氧能力，进而导致组织缺氧。

(5)很多人可能还会有这样的体会，长时间坐在椅子上盯着电脑会出现头晕、手麻、肩酸、颈痛等一系列症状。其实，这是我们身体功能衰退的表现。这些症状都是在警告我们的身体健康出现了问题，如果我们总是忽视这些信号，身体就会受到更大的危害。

被我们忽视的健康中的漏洞还有很多，我们总是习惯忽视生活中的那些“不适”，总是觉得没事。研究表明，绝大部分的疾病，尤其是那些慢性代谢疾病，与体质的下降有着密切的关系。

举个例子来说，我们可能会感觉胃肠不适，但是却没有明显的病理反应，如腹泻、呕吐等，我们就忽视它，也许过一两个小时不适感消失，等到下一次我们还是不了了之，时间久了，就可能会造成慢性胃炎，那可就是跟着你一生的病魔了。

还有我们的作息习惯、生活习惯都存在很多漏洞，我们必须时刻提醒自己注意这些小细节，更加努力地提高我们的身体素质。

健康小贴士

警惕这几个危险信号

(1)精力缺乏。主要表现为工作精力不济，极易疲乏倦怠，自己明显感觉到体质虚弱、抵抗力下降、体重变化过快等。

(2)心情不好。主要表现为空虚感加重，工作不积极，没有目标，没有激情，自卑，怀疑他人，精力不集中等。

(3)性情不稳。主要表现为冷漠麻木，脾气暴躁，对工作丧失热情，冷落周围的人等。

(4)淡漠一切。主要表现为工作中经常感觉到力不从心，个人成就感降低，工作变得机械化且效率低，工作中消极倦怠。

(5)人格脆弱。主要表现为人际关系不佳，疑心重重，没有同情心，反应过度等。

(6)行为怪异。主要表现为与周围人的摩擦日益增多，走极端的情况偏多，甚至自残。

(7)体质下降。很多人都会忽视这一点，很多人在年轻时没有去锻炼自己的体质，反而过度地消耗它，30岁过后健康问题就接踵而来。

这些都是健康中的漏洞，我们平时总是忽视它们，等到它们转化成显而易见的疾病时又后悔不已。所以，我们一定要在生活中多查找自己身体上的漏洞，及时去修复它，以预防疾病的发生。

定期血检，可使你远离代谢疾病

如今，我国患有心脑血管疾病的人越来越多，而且越来越趋向“年轻化”。所以，我们应当从现在开始做好防御工作，因为人体的血管有50%左右的阻塞时不会有什么感觉，等到不舒服的时候已经为时已晚了。

当血液中不断积累过氧化脂质、低密度脂蛋白胆固醇等有害物质时，血液的质量开始出现变化，血稠度会不断的增加，流动性也会跟着变差。同时，那些有害物质逐步形成一层厚厚的黄色脂质沉积物附着于血管壁上，使血流受阻、血管变脆，进而引发动脉粥样硬化、高血压、高血脂、糖尿病等。随着年龄的增长，这种现象会加重，血管壁上的脂质沉积物很可能会变为黄黑色，并伴有血栓形成，血液流通便更加困难。同时，血管弹性更加小，管壁更容易破裂，当血栓落入血液中后，极有可能阻塞心脏动脉、脑动脉，直接诱发心肌梗死、脑溢血等疾病。

通过这些介绍，大家就可以从一定程度上了解代谢疾病的危害，那么要怎样才能提前知道我们血液中的情况呢？

提到血检，大家一定不陌生，我们差不多每年都会进行血检，但是光是每年进行一次血检是远远不够的，至少应该每年到医院进行2次血检，因为我们的血液更新速度非常快，很多方面都有可能会影响到我们的血检结果。因此，用一年前的血检结果不能够充分说明自己血液的健康状况。

定期地进行血检，可以很好地帮助我们了解自己的血液状况，以便及时地调整自己的饮食状况。当观察到自己的血液稍有不良的情况时，就应及时采取行动进行制止，防止情况的恶化。如果我们不进行血检，这些代谢疾病的前期征兆又不明显，我们很难对其警觉，也很难意识到这些疾病的可怕性。比如高血压，最开始患病时可能不会影响饮食和作息，也不会出现什么不适症状，我们不进行血检，几乎不能发现这种疾病。当我们开始出现头晕、乏力、恶心等症状时，就已经是高血压的定型时期了，这时候就不能光靠饮食来对血压进行调整了，还要服用一定的药物来进行控制。

再比如糖尿病，这类疾病更是不容忽视。最开始也不会有什么明显的变化，如果此时进行血检，发现血糖偏高，可以通过减少糖的摄入来对其进行控制，就能够维持血糖的稳定。但是当我们开始出现吃得多、饮得多、尿得多，人消瘦（简称“三多一少”）的现象时，再进行治疗就很难了。大家都知道，糖尿病是不能根治的，它和高血压一样要靠药物来进行控制，等到疾病真正定型时会给我们的生活带来很多的不便，很多可口的东西都不能再进食，还有很多的事情也不能做了，身体还会出现很多问题，甚至诱发其他疾病。

代谢类疾病种类很多，如果定期进行血检，这些问题都是可以在早期被扼制住的，就不至于让我们在后期的时候再受不必要的折磨。做好前期的准备，就不会再担心疾病的到来。血检之后，我们也可以对自己的身体有一定的了解，知道自己哪方面出现了问题，就能够及时对自己的身体进行调整，不管是饮食调整还是一定的药物调整，都能起到很好的效果，可预防疾病的发生或恶化。

定期血检，让我们远离代谢类疾病，离健康更近一步。

健康小贴士

哪类儿童要定期做血脂检查

（1）父母患有心肌梗死、血管疾病、心绞痛等疾病或在55岁之前猝死的。

（2）父母胆固醇含量 >240 毫升/分升，或父母出现其他血脂异常，如低密度脂蛋白胆固醇、非高密度脂蛋白胆固醇、三酰甘油（即三酰甘油）等升高，或高密度脂蛋白胆固醇含量降低。

（3）父母有两个以上心脑血管疾病的危险因素，如肥胖、高血压、高密度脂蛋白胆固醇含量降低，缺乏体力活动、糖尿病等，或伴有胰岛素抵抗，三酰甘油升高等。

（4）父母或祖父母55岁前进行过心脑方面的手术，如冠状动脉搭桥手术、气囊血管成形术等。

体育锻炼是最好的健康投资

人类的体质是很有特点的，其中的一些法则是我们每个人都应该知道的，“用则生，不用则退”。体质可以说是人体强弱的标志，它可以表现在各个方面，如人体的各器官及系统的发育程度、人体对外界环境的适应能力等。

体育锻炼可以强身健体、防病祛病、延缓衰老。18 世纪法国的医生蒂索说："世界上的一切药物对身体来说，都无法代替运动的良好作用。"可见，运动对人的重要性。体育锻炼并不是一时就能够见到成效的，要循序渐进。我们在进行锻炼时要有目的、有计划、有步骤地进行，不能急于求成，要日积月累，这样才能达到想要的锻炼效果。另外，要注意开始进行体育锻炼时运动量要小，等逐渐适应后再适当增加，做到由易到难、由简到繁、由慢到快。我们要想通过体育锻炼得到好的健康效果，就要坚持不懈，每天锻炼不少于30 分钟，每周不少于3 次，时间安排要合理，并养成按时锻炼的好习惯。

给大家介绍几种体育锻炼对健康的益处。

(1)爬行可锻炼神经和肌肉。人体在爬行时，头部和心脏的位置降低，全身的血液回流畅通，对于各个器官的血液供应非常有利，还有助于防治心脑血管疾病。在爬行的过程中上肢、下肢和腰腹部的肌肉都会参与运动，对全面发展身体素质，提高身体各个关节的灵活性都会起到积极的作用。对腰肌劳损、坐骨神经痛、关节炎等疾病均有一定疗效。

(2)爬楼梯。爬楼梯不仅可以增加耐力、心肺功能，增强下肢力量，锻炼意志，而且可以减肥。

(3)倒着走。倒着走可以刺激不常运动的肌肉，使腰脊肌、膝关节周围的肌肉和韧带等得到锻炼。对于长期在校的学生和上班族来说，经常倒着走可以有效地缓解疲劳和腰酸背痛。

(4)跳绳。跳绳是一种全身跳跃的运动，不仅能够通经活络，增强呼吸和神经系统的功能，还能加速血液循环，使大脑充分获得氧气。跳绳过后会感觉神清气爽，能够提高思维能力和想象力，起到健脑的作用。

(5)踢毽子。人体的下肢离心脏最远，所以腿脚的供血最容易受影响。办公室上班一族大腿持续受压，盆腔及下肢静脉回流受阻，很可能会造成多种疾病。经常踢毽子，能够增强骨骼、肌肉的功能，又能预防椎关节僵化，还可有效预防下肢静脉血栓的形成。

其实，体育锻炼还有很多，如跑步、打羽毛球、打乒乓球、散步、打篮球、打排球、练瑜伽等，这些运动与我们的身体健康是密不可分的。通过这些体育锻炼，可以提高我们的身体素质，如提高我们的肺活量，矫正我们的脊柱，减肥等。

当然了，它不是通过一两天的锻炼就能够看出成效的，需要我们不断地进行体育锻炼，日复一日、年复一年才能看到我们想要的结果。它就像一种投资，只有我们不断地加码进去，才能收获更多的健康。

如果我们只是一天到晚地坐在那里，身体的各个部分得不到锻炼，那么身体很快就会呈现出一种病态，使我们陷入无法弥补的状态。所以，要加强体育锻炼，从而创造出更加健康的体魄。

健康小贴士

体育锻炼应注意哪些问题

（1）很多人长时间不运动，突然开始运动，会感到疲劳，这是一种很正常的现象，刚开始运动不要追求量和速度，要根据自己的体质和承受能力循序渐进。

（2）年龄越大，选择的运动项目越要适合自己，适合我国老年人的运动项目主要有太极拳、慢跑、散步等。

（3）在游泳时，虽然身体浸泡在水中，但是仍会损失掉一部分水分，应及时补充一定量的水分。

（4）患有严重心脏病、高血压和眼部疾病的患者不适合爬行运动。

（5）潜水时，我们一定要熟悉一些潜水的物理、生理知识，还要懂得一些急救措施，以便应急之用。

从四大素质训练开始增强体质

四大素质训练包括力量训练，速度训练，耐力训练，柔韧与灵敏训练。这四大素质训练与我们的身体素质是息息相关的，下面我们分别介绍一下四大素质训练对于增强体质的好处。

1. 力量训练

它是一切运动项目体能的基础，我们平时一定要加强力量训练。它可以提高人体的整体力量水平及专项力量，促进局部力量。女性在接受力量训练时，身体内的激素水平会发生变化，进而改善女性内环境。其实，力量训练与其他素质训练是密不可分的。

2. 速度训练

它为一切项目提供体能，表面上看，速度是体现肢体运动快慢的一种形式，其实它体现的是神经系统的反应能力和支配肌肉的能力及人体内生化代谢的速度。良好的速度实际上是人体的各个系统快速启动、协同工作的表现。

速度训练可以分为几个方面：首先，可以全面提高人体的快速移动能力，如短跑。其次，也可以有针对性地对某个部位进行训练。速度能力与其他体质训练也是息息相关的。只有人的体质水平提高，才能表现出较高的速度能力。

3. 耐力训练

它不仅仅指的是人体的承受能力以及心肺功能，还是一个人必不可少的素质。因为在日常生活中，绝大多数的事情都是要靠我们锲而不舍的精神才能完成的，这种精神靠的就是耐力。当然了，耐力也不是与生俱来的，它是靠我们后天的训练才得以成熟的。在办公室开会、工作的重复性等都在考验着我们的耐力。耐力训练的形式多种多样，比如长跑、游泳、骑自行车、爬山等。

4. 柔韧与灵敏训练

它是速度、力量、耐力在技术动作中的幅度、敏捷度的综合表现，柔中有力方能韧，敏中有速才能灵。柔韧、灵敏度的训练掺杂速度、力量、耐力的训练，在柔韧、灵敏度提高的同时，身体的其他素质也在提高。提高身体柔韧、灵敏度的训练也有很多，比如瑜伽、舞蹈等。

只有把四大素质训练结合在一起进行，体质才能更加全面地跟上去。四大素质训练缺一不可，我们在训练的同时，既要提升自己的力量和速度，又要增强自己的耐力，然后还要在柔韧、灵敏度上多加注意。这不光能提高我们的身体素质，还能增强我们的应激能力、反应能力。

从身体健康的角度来说，体质训练也是必不可少的。人体一旦长期处于不运动的状态，肌肉就会萎缩，各个脏器也会退化，再加上我们没有速度和灵敏度方面的锻炼，大脑的反应就会迟钝，肢体也就不会太灵活。所以，要想提高我们的身体素质，加强我们的健康，就必须从四大素质训练着手，从力量和耐力开始培养，进而提升速度，再在柔韧、灵敏度上进一步提升自己的身体素质。

四大素质对于我们的体质健康来说，是个有机的整体，这四者缺一不可，绝不能因自己的主观意志而对哪一方面有偏好，因为其中的一项做不好，就会影响其他方面的水平，进而不能更好地达到健康水平。

健康小贴士

有氧运动改善体质

有氧运动可以增加血液总量，人体内的氧气是随血液供应到全身的，血液的量提高了，氧气的输送能力也就跟着提高了。

有氧运动能够改善我们的心脏功能，预防心脏病。有氧运动能够强壮我们的心肌，增加排血量，提高高密度脂蛋白的比例。高密度脂蛋白具有预防冠心病的作用。

有氧运动能够减少体内的脂肪含量，降低因体重增加而引起各种疾病的风险。

有氧运动能够改善心理状态，提高抗压能力。当我们缺乏运动时，会容易疲劳、倦怠，情绪低落，记忆力下降，丧失工作兴趣。有氧运动能够改善这几种状况，使人的情绪继续高涨起来，心情也能够放松下来。

有氧运动能够增加骨骼密度，预防骨质疏松。年龄越大，人体骨骼中的钙流失就越多。老年人非常容易骨折，有氧代谢能够有效地降低骨骼中钙的流失。

有氧运动能够提高肺功能。有氧代谢能够使人呼吸速度加快，进而提高肺活量。

打造好骨骼关节健康的“四大基石”

骨骼是人体的重要器官，很多人被骨病困扰着，如骨刺、痛风、骨痛、骨质疏松等，它给人们带来的痛苦和致残率是很大的。所以，保护我们的骨骼健康是刻不容缓的，下面介绍一下骨骼关节健康的“四大基石”。

1. 合理膳食

为什么要把它放在第一位呢？俗话说“病从口入”。“痛风”相信大家也不陌生，痛风就与我们的饮食习惯有着密切的关系，那些住在海边，常吃海鲜的人对此一定深有体会。女性骨骼关节痛多是由于摄入过量所谓的“优质蛋白质”造成的。低钙饮食易造成骨质疏松，控制饮食进行减肥会严重伤骨等。由此可见，合理饮食与骨骼健康是密不可分的。我们可以通过吃一些含钙较高的食品或吃一些促进钙质吸收的食品，如含维生素D、镁和维生素C较高的食品来补充钙质。

2. 适当的运动或体力劳动

骨骼疾病正在向低龄化发展，这与社会的飞速发展关系密切。人们物质生活水平提高的同时，活动逐渐减少，骨骼便出现“退化”现象，不能够承受原来可以承受的力度，便很容易出现骨折等现象。

我们从骨骼的锻炼角度来讲，骨骼发展大致分为三个阶段。

第一个阶段：25岁以前。这个阶段进行锻炼能够提高骨骼峰值，促进骨质健康，这个阶段也是打好骨骼基础的重要阶段。

第二个阶段：25～40岁。这个阶段锻炼的意义就是保持骨质总量。我们的骨骼已经达到了高峰值，这个阶段如果不对骨骼进行保护，骨质就会下降。

第三个阶段：40岁以后。这个阶段骨骼开始退化，骨密度也开始下降，这个时候进行运动锻炼的意义是扼制骨骼“衰老”。

3. 积极参加合理的骨负荷锻炼

平时多参加一些体育活动，能够提高骨骼的健康水平；还要根据不同人群、不同体质特征，进行专门的骨负荷锻炼。我们的骨关节在运动负荷中产生“泵”效应，提高关节滑液渗透的速度，使我们的关节软组织获得充足营养，同时滋养我们的骨骼。所以，平时要多注意运动，不能总是一天到晚坐着“养骨”，这样只会让骨质越来越糟糕。平时多去健身房健身，适当地增加自己的力量运动。

4. 全面控制造成骨关节问题的因素

造成我们骨关节疾病的原因有很多，除了饮食、锻炼，还有很多疾病的控制也是很重要的。很多与代谢功能关系密切的疾病都会损伤我们的骨骼，比如糖尿病，就是骨关节疾病的“杀手”。另外，人体激素水平也会影响骨骼的健康。

我们要从骨骼的“四大基石”入手，提高我们骨骼的健康程度。

日常的膳食中，要多吃一些含钙高的食品，如黄豆粉、银耳、紫菜、北豆腐、黑木耳、芝麻等，有助于提高我们的骨质。所以说，骨骼健康也是吃出来的，平时再注意多运动，劳逸结合，就能够适当地减少骨骼疾病的发生。

只有把这四个方面同时做好，协调一致，才能够让我们的骨骼更加健康。

健康小贴士

小改变远离骨骼疾病

(1)饮食注意“脱脂”。研究表明,越苗条的人发生骨痛的概率就会越小。我们可以改变自己的饮食习惯,尽量不吃饱和脂肪酸,降低肥胖的风险。

(2)戒烟。大家都知道吸烟会损伤我们的肺,其实吸烟还会增加患骨质疏松的危险,使骨骼日渐脆弱。

(3)适当地补充一些氨基葡萄糖硫酸盐和软骨素,能够缓解关节痛病人的骨关节炎症。

(4)菠萝蛋白酶中含有一种能够加速骨骼修复的物质,如果关节感到僵硬,可以适当补充菠萝蛋白酶。

(5)针灸疗法能够缓解疼痛,减轻骨病所带来的痛苦。

(6)控制高蛋白饮食。因为摄入蛋白质的量过高,会导致人体内的钙流失,进而损伤我们的骨骼。

(7)走路、站立、坐姿要端正,这样可以预防我们的脊柱损伤,还可以矫正脊柱。

注意骨骼关节疾病

骨关节疾病有三大特点:致残率高、致死率高、疼痛难忍,它被称为“不死的癌症”,给人带来难以忍受的折磨。

有的人认为运动是导致骨关节疾病发生的导火索。其实,适当的运动对我们的骨关节不会造成损害,而且随着年龄的增长,适当的运动还能够预防我们的骨关节退化。现实生活中,我们对自己关节疾病的发生并不是很在意,关节疾病前期只是出现一些关节肿胀、疼痛、动作不灵活等现象,我们可能认为适当的休息就能够改善这种状况,等到关节疾病的症状越来越明显时,才意识到病情的严重性,此时已经很难治愈了。那么,诱发关节疾病的原因在哪儿呢?

骨关节是由纤维关节、软骨性关节、滑膜关节三部分构成,其中,滑膜关节是我们人体中最重要的关节,也就是我们平时所说的关节。从骨关节结构中我们能够看到骨与骨之间有几厘米厚的关节软骨,能够起到保护关节的作用。如果没有关节软骨,骨与骨之间的摩擦就会导致骨关节疾病的发生。那又是什么破坏了关节软骨呢?

骨骼停止生长后,软骨仍在继续合成维持大分子基质重建所需的物质,如胶原、蛋白多糖、非胶原蛋白等。随着年龄的增加,软骨中的蛋白多糖流失过多,导致胶原纤维没有了支持,抗震、抗压能力也随即下降,同时胶原纤维之间会出现一定的空隙。纤维在压力之下互相磨损,时间久了,就会变性,软骨出现局部变软、糜烂的现象,这种现象会越来越严重,直到软骨彻底丢失。软骨没了,骨头之间的摩擦、碰撞就会严重,骨头很容易受损,最后出现骨刺、骨质硬化、关节变粗、骨膜组织破坏等现象,后果就是关节畸形、坏死,甚至关节功能完全丧失。

其实这种现象是可以避免的,我们软骨中的蛋白多糖虽然在不断地流失,但同时也在不断地补充,只是随着年龄的增长,这种补充日渐减少,所以才出现了蛋白多糖供应不足,从而导致关节病变。

我们可以通过以下方式预防骨关节疾病的发生。

(1)控制体重。体重下降后能够降低对关节的损害,减轻患病关节的压力。

(2)及时、妥善地治疗关节原发病,如关节外伤、感染、骨质疏松等。

(3)避免长时间站立,长距离行走,这些都会加重关节压力和关节退变。

(4)补钙,以食补为主,注重营养均衡,多吃一些含钙高的食品,如奶制品(酸奶、纯奶、奶酪等),豆制品(豆片、豆浆、豆腐、腐竹等),蔬菜(金针菇、小油菜等),海带、紫菜、鱼、虾、蟹等海产品。同时多出去晒晒太阳,补充维生素D,促进钙的吸收。必要时,可以适当吃一些钙片,但要在医生的指导下选择药物的种类和剂量。

(5)坚持体育锻炼,能够预防骨质疏松,还能够加强肌肉、肌腱、韧带的支持作用,对于保护关节、预防骨关节疾病等有帮助。

(6)注意关节保暖,关节着凉也是诱发关节疾病发生的原因。

(7)抑制不良嗜好,如吸烟、饮酒等,这些不良嗜好会对我们的骨关节造成一定的损伤。

我们要从各个方面关注我们骨关节的健康,对于我们的饮食结构、生活习惯等都要进行改善,以保证对骨关节的损害最低,保护最高。骨关节受损会让我们备受病痛的折磨。电视上经常会有治疗骨痛的良药,提醒大家千万不要轻信那些广告,患者要及时去医院就医,因为这些药物中大多添加了违法的物质,虽能够缓解疼痛甚至止痛,但药物停止后,对我们骨骼的损害是不可弥补的。

所以,一定要保护好我们的骨关节,让我们远离病痛的折磨。

健康小贴士

关节受伤要冰敷

关节受伤之后,局部会发生肿胀,要用冰敷受伤处48小时。肿胀说明伤处的血液或体液增加,使伤口处的复原速度减慢。这种多余体液的出现会使关节变僵硬,伤口有疼痛感,减弱关节的韧度。冰能够缓解肿痛的现象,冰敷48小时之后移开,伤口处就会发热(也可以直接热敷),能够让关节和肌肉放松下来,增加人体的灵活度。

这样来做“健骨操”

在关节疾病发生前,我们要采取一切措施来对其进行预防。“健骨操”能够解决骨骼关节的许多小问题,能够降低我们骨骼关节病变的概率,下面介绍一套简易的健骨操。

1.“抬头望果”3分钟

女士双脚并拢,男士双脚分开约10厘米,抬头挺胸,收腹提臀,双手叉腰,后脚跟缓慢抬起,重心要落在前脚掌,下颚前伸,颈部紧张,两眼向远方看去,头顶用力上拔,仿佛树上有个果子,要用力看清它的样子。这个动作能够对全身的骨骼肌肉进行综合的训练,解决长时间一个姿势导致的颈椎、脊柱、腰部、腿部的不适。适合上班族和中老年人。

2.每天“拍打翅膀”200次

双脚要并拢,抬头挺胸,收腹提臀,眼睛注视前方,双手侧平举,指尖上翘。缓慢地抬起平举的双臂与肩成45度角左右,然后再回到平举位置,反复做50次。这个动作能够锻炼脊椎关节和肌肉,缓解脊椎不适、疼痛。坚持每天做200次能够在一定程度上缓解脊椎问题,同时对于肩周炎的预防也有一定的作用。

3. 每天"旱地划船"50 次

脚尖向前，双脚分开到与肩同宽；双手向前平举，手心握拳；慢慢地身体向前倾，塌腰挺胸，抬头；就像在拉船桨一样，双手向后拉至身体最大幅度时停 3～5 秒，等到背部感觉到肌肉在用力夹紧再还原到向前平举的状态。重复动作。这个动作是对肩、臂、腰、背部等肌肉的综合练习，对于长期伏案工作的人群能起到缓解骨关节疼痛的作用。

4. 单腿后背

挺胸抬头，收腹提臀，脚尖向前并拢；两手叉腰，眼睛平视前方；左腿支撑站稳，右腿向后撤，用脚尖点地，膝关节要伸直，右腿在后脚跟的带动下向上抬起 10～15 厘米，然后放下，反复练习。这个动作对我们的腿部和髋部的肌肉质量的提高很有帮助，可以缓解腰背肌肉的疲劳与酸痛，提高腰部力量和活动能力。对于各种腰部疾病也有康复作用，如腰肌劳损、腰椎间盘突出等。对胃部和小腿前面肌肉也能够起到很好的锻炼作用。

5. 大字站立

挺胸抬头站立，脚尖伸向正前方；双手侧平举，眼睛平视前方；上身保持直立，左脚站立支撑，右脚向侧伸直开来，胯部用力上抬，用力控制身体的平衡。右脚抬起的高度为 10～15 厘米，抬起 1～3 分钟后换腿按此动作再做 1 遍，重复 2～3 次即可。这个动作很简单，能提高我们单腿支撑能力，平衡力，股骨颈支撑能力等，还能够降低髋关节的骨折率。

6. 小半蹲

双手叉腰，挺胸抬头，保持直立，膝关节和脚尖向前，两脚分开约 10 厘米，膝关节处向下弯曲，身体向下变矮 10～15 厘米，坚持 10 分钟左右，每天做 3 次。坚持 10 分钟后，会感觉到膝关节变酸、变胀、变热，这是因为膝关节产生了大量关节液，能够进入到关节腔中起到润滑、营养、修复关节的作用。

7. 踮脚练习

双手叉腰，直立身体，脚尖向前，双脚略微分开；抬起足跟，用脚尖支撑身体，坚持 1～3 分钟，再缓慢放下，整个动作要保持身体平衡。这个动作是对脚踝的综合锻炼，对脚垫、糖尿病足等足部问题的康复也有一定的作用。

8. 腿部拍打

五指并拢，掌心成"碗状"，两臂放在胸前成弯曲状，大小臂弯曲度约为160度;拍打的同时膝盖弯曲微微下蹲,先用掌心用力拍打膝盖正面,拍4~8次后,起身还原;按此动作对膝部内侧和外侧再各拍4~8次。

膝关节的血管少,所以我们的膝关节总是凉的。拍打过程中能够加快局部血液循环,还能够刺激血管中淋巴流量的改变,提高膝关节能力,对膝关节出现的不适有缓解作用,还能够提高腿部肌肉的力量,强健我们的骨骼。

为了我们的骨骼健康,一定要抽出一些时间来做做"健骨操"。

健康小贴士

秋季保健防骨病

要注意骨骼不能着凉,以预防骨病的发生。

可以利用护膝、护腕等护具,保护我们的关节不受伤害,预防关节炎的发生。

热敷能够促进肌肉和骨骼部位的血液循环,能够预防腰腿痛、颈椎病、关节炎等的发生。

适当地进行一些体育锻炼能够舒络筋骨,对骨骼保健很有帮助。

把运动融进你的生活

研究表明,运动能够刺激内啡肽(又称脑内啡)等化学物质的分泌,降低肌肉紧张,还能够使人产生愉悦感,能够预防心脑血管疾病、缓解失眠及抑郁等。这些运动的好处,大家都了解一些,可一提到持之以恒似乎就是个难题了,很多人都会说:"哪有那么多时间去锻炼啊?"

如何克服惰性,就成了我们现在要关注的问题,只要我们把运动融入生活中,持之以恒便不是什么难事了。我们生活中的运动随处可见,比如刷牙,整理房间,做卫生等。我们平时可以多花些时间来做家务,这样既可以保持卫生,换个好心情,又可以在不知不觉中锻炼身体。如果向着这个方向进行锻炼,你就会发现坚持运动没有你想的那么难。

我们可以从日常行为的细节入手,从而加强运动的力度。

(1)广告时间动起来。当我们忙碌了一天以后,习惯吃完东西躺在沙发上看电视,当节目中插进广告时,不妨利用这个时间,蹬20下"自行车”,做20个“仰卧起坐”,或者坚持几分钟“坐位体前屈”。每次广告时都重复上述操作,能够起到很好的效果。

(2)多走几步路。当我们的公司与家相距不远时,我们尽量选择步行或骑自行车回家。如果我们从超市购物回家东西比较多,可以分几次放到厨房内,这样做能够消化更多的热量,同时提高运动量。

(3)时常“捡东西”。如果有东西掉在地上,我们要及时捡起来,可以锻炼我们的蹲起。

(4)多爬楼梯,少乘电梯。爬楼梯是我们日常运动中很不错的一种选择,能够锻炼我们全身各部分肌肉。

(5)吃东西时要运动。将食物放在厨房内,这样就需要走过去拿食物,吃东西前先绕着屋子走一两圈,有助于减少热量的摄入。

(6)“小动作”多一些。平时工作时,时不时地换一下姿势,伸伸懒腰,抬抬腿,摆弄一下文件等,都是不知不觉中的运动。

(7)坐姿锻炼。平时坐在座位上要注意挺胸抬头,收紧腹部,脚尖绷直,可以锻炼小腿肌肉,还可以收减腹部。

(8)刷牙时注意收腹提臀。我们可以利用刷牙的时间做这个动作,早晚都要重复,时间久了对体形的塑造有明显效果。

(9)亲自动手。买回的菜、肉,尽量不要用机器进行处理,要自己择好、洗好、切好,能手动的就尽量自己亲手去做,以此增加运动的机会。

(10)站起来。尽量将那些常用的东西放得离自己远一些,以增加自己站起来的机会。

把运动融入生活,是一件非常简单的事,我们要坚持“能坐不能躺,能站不能坐,能跑不能走”的习惯,从生活中的小事入手,做到化零为整。也许仅仅靠一两件小事不足以让我们体会到锻炼的益处,但是积累多了,时间久了,自己就会明显感觉到身体素质的提高。

不要再把“没时间运动”挂在嘴边了,生活中的运动并不需要我们刻意地去抽出多少时间,只是利用那些我们根本用不到的时间,既不会浪费我们那些宝贵的时间,又达到了锻炼身体的目的。

对于那些生活中的运动,我们需要注意的就是把能拉远的距离尽量拉远,尽量把动作规范,比如坐姿,要严格收腹坐直。这样保持生活中的规范运动,成效比较明显。

小生活，大学问；小运动，大健康。这就是健康的理念。

有氧健身运动送健康

有氧运动就是指人体在氧气充足的情况下进行体育锻炼。它的衡量标准是心率，心率保持150次/分钟即为有氧运动，此时的血液能够给心肌提供充足的氧气。这种运动的特点：强度低、有节奏、持续时间长。

有氧运动中的氧气能够充分燃烧体内的糖分，还能消耗脂肪，改善心肺功能，预防骨质疏松等。通过这种锻炼还能够调节心理和精神状态，它是健身的常规方式，也是人们选择比较多的运动方式，比如慢跑、骑自行车等。

当然，任何运动都有其自身的特点，只有把握好这种运动的方式及方法，才能更好地为我们的身体服务。

(1)要适度地进行有氧运动。长期大量的健身运动可能会损害我们的身体，建议每周锻炼4~5次，每次锻炼30分钟即可。适量的运动能够减少心脑血管疾病的发生。

(2)疾走健身。它的效果甚至要好于慢跑，还避免了因慢跑可能造成的膝关节损伤。

(3)见缝插针。我们不用刻意去追求专门的有氧运动，可以利用生活琐事加以锻炼，如遛狗、洗车、做家务等。

(4)换着方式去锻炼。不要把有氧运动单一化，那样很难坚持下来。我们可以今天慢跑上班，明天骑车上班，跑步的时候，可以不时地调整速度，以此增强对心脏的锻炼。

(5)运动的同时要注意饮食。健康不是单靠运动就能够达到的，我们平时还要多注意饮食，控制饮酒，在运动中要学会放松自己。

(6)从小做起。运动容易，但是坚持运动却是个难题，要从小就养成运动的良好习惯。尽量让孩子远离电脑、电视，多让孩子进行一些有氧运动，如打羽毛球、踢毽子、跳绳等。

有氧运动是丰富多彩的，我们可以选择的很多，比如步行、慢跑、骑自行车、打太极拳、踢毽子、跳绳、打球、跳健美操等。

经常进行这些有氧运动，能够增强我们的心肺功能，增加体内血红蛋白的数量，还能够增加机体免疫力，抗衰老，燃烧脂肪，防止动脉硬化等。减肥的人不能够只通过节食来达到减肥的目的，还应该与有氧运动结合起来，做到健康减肥。

健康是人人追求和向往的，在我们渴望健康的同时，还要切记“生命在于运动”这句话。有氧运动是适合各类人的运动，它的运动形式多样化，不同体质、不同年龄、不同工作的人可以选择不同的方式，而且它对人体的各部分机能都有调节作用。因此，做好有氧健身运动就是在为我们的健康打基础。

健康小贴士

有氧运动的要领、尺度

在进行强度较高的有氧运动时要先热身，活动四肢关节韧带和腰背肌肉，然后逐渐进入强度适中的运动状态。如果直接进入强度较高的有氧运动，容易对机体造成损伤，同时易疲劳。

做有氧运动时，随时数一下脉搏。健康的人运动时脉搏数应当是170次/分钟，我们在进行有氧运动时，如果离这个脉搏跳动的次数相差很远，就说明还没有达到有氧运动的标准。

自己调控有氧运动的“度”。我们在进行有氧运动时，如果呼吸急促，心跳加速，浑身发热，面色微红，身体有汗流出，说明运动适量；若是心慌气短，头晕大汗，疲惫不堪，胸口发热，则说明运动过度；如果总是“面不改色”的状态，那肯定就是运动量太小了，应加大运动量。

运动后的感觉很重要。如果运动过后身体略微不适，如疲倦、肌肉酸痛等，休息后症状很快消失，则说明运动正常；但若是运动后疲惫不堪、肌肉疼痛，且症状持续数日，则说明运动过量。

要逐渐停止运动。我们在运动时，血液量会增加，如果突然停止运动，血液会停留在下肢给心脏造成负担，严重时甚至会出现头晕目眩的现象。所以，运动后应当逐渐减小运动强度直至停止。

动静结合最相宜

健身讲究的是动静结合，不能因为动而忘了静，要动静适宜，才能达到体质健康的目的。运动时，一切要顺其自然，自行地进行调息、调心，要抛开心中的杂念，从容淡定，内修外练。外练形体、内练精神，达到身心合一的境界，体会“静中有动”“以静制动”的感觉。

身体健康的理念就是动静结合、作息得当，只有劳逸结合，动静有规律，才能够更加有益我们的身心。那么，要如何调节我们的动静达到最适合的度呢？

中国的养生包括动态养生和静态养生，动生阳，静生阴。运动能够增强人的体质，使人精力旺盛，从而提高人的工作效率，延长寿命。但是，还存在着另外一种说法，女性的寿命相对要比男性长一些，除了生理上的差异外，还因为女性喜欢静养，女性做事比较慢，所以阳气散失得少，阴津保护得好；男性相对女性来说，更喜欢动养，说话做事要比女性快，阳气消耗得多，阴津保护得差。

当然，不要以为这样就可以不运动，只进行静养来延长寿命。只靠静养，身体的肌肉会退化，各个脏器也会受到不同程度的破坏，人的身体素质会下降，很可能会出现胸闷、气短、头晕、乏力等现象，而且不进行运动的人会比那些爱运动的人少很多乐趣。调查发现，体育课上不爱运动的学生中90%是优等生，他们中的大部分人性格内向，很少有其他孩子的笑容。就拿女生来说，参加的运动很少会像男生那样让人难忘。

生活追求的不是寿命有多长，而是质量有多高。我们想要让自己寿命延长的同时，还要让自己的身心愉悦，这样活着才有意义，才有价值。

让自己的运动与休养结合起来，在体会快乐的同时塑造身体的健康，延长我们的寿命。但是，只运动不休息也是错误的，身体长期处于运动状态就会受损，如果运动后感觉到过度疲劳，且在没有完全恢复的状态下又进行下一次运动，很有可能会出现种种不适，比如膝关节损伤，腰背肌慢性劳损等。我们都知道运动员的身体损伤一般是比较大的，他们的训练就属于过度运动。当我们在运动后出现平衡感下降，肌肉紧绷，反应能力下降等现象，且伴有吃不香，睡不好，易怒，便秘，免疫力降低时，很有可能就是我们的运动量过了，应当停止运动进行静养，如果静养一段时间后症状仍存在，就要到医院去检查。

为了避免动静的不协调，我们可以每周运动 4～5 次，每次运动 30 分钟左右，其余的时间进行适当的休息或进行日常中的一些“插缝”运动，如遛狗、逛街、做家务等就可以了。不能长时间休息，要将休息和运动间隔开来，这样才能达到更好的效果。

运动最好多样化，既能够培养自己的运动乐趣，还能够对身体进行全方位的锻炼，以免单一运动对身体某个器官造成损伤。

生命需要运动，但是物极必反。运动的项目和运动量要因人而异，量力而行，要做到动静结合、阴阳共济，身体才能健康；动养形、静养神，生命才能长久。

健康小贴士

静养心

静养包括两方面：身体静养和大脑静养。身体的静养很简单，主要以静坐为主，静坐主要是要注意调身、调心、调息。

调身，姿势上要求单盘腿或双盘腿，两手自然放于膝上，这样有利于集中思想，缩短循环路线，节约体能。

调心，要求集中思想，把一切都归于心上，归于自身，达到人与外界合一的境界。

调息，就是让自己的呼吸均匀，尽量让自己的呼吸平稳。

大脑的思维也要动静相宜，如果总让自己纠结于一些事情上，放不开亦放不下，没完没了地思考，就会损害我们的身心健康。通过静养，能够让我们的大脑得到充分的休息，身心得到充分的放松。

身心合练才适宜

晨练的时候，我们经常会留意身边的花草树木、美丽的建筑、平静的湖面，那些景色能够给我们安逸的感觉，是一种美的享受。在这种环境下锻炼，易达到身心合一的感觉，觉得自己置身于大自然中，从头到脚都那么真切。

呼吸着空气中的芳香，渐渐地放松自己的面部表情，用微笑来取代清晨的倦意，体会着心情的舒畅。把这一切的美感通过眼睛放在心里，达到心灵的愉悦，在身心愉悦中体会晨练的轻松，只有达到这种身心合练的境界，才能将运动升华。即使周围没有什么美景，今天也没有什么值得高兴的事，我们也应该在运动中舒缓自己的情绪，深呼吸，让自己忘记所有的烦恼，在运动中体会平和。

我们要明白运动的意义，不光是让我们的身体更加强壮，预防一些慢性疾病等，更重要的是调节我们的心理状态，缓解压力。只有身体和精神都表现出良好的状态，才能说明我们是个健康的人。只有我们在良好的心态下锻炼，锻炼的结果才能达到最佳。比如举重运动员，如果想要在举重中取得优异成绩，身心合练是很重要的。如果精神不集中，就没法专注于每个动作的要领，效果会比身心合练差很多。当运动员的精力都集中在运动中时，举重的意念转化成行动，肌肉与注意力高度融合，体内蕴藏的力量瞬间释放，不仅动作能做到位，而且成绩提高的概率也很大。

想要达到身心合练的境界，首先要学会专注。这看起来似乎很简单，但大部分人在运动中都不能保证不受干扰，比如走神、听音乐、聊天等。我们必须在运动中时刻提醒自己要专注，只有这样才能够提高运动的效率，更好地达到身心合练。这种身心合练的方法有助于提高我们的注意力，调节我们的心情，使动作更加标准。让身心同时达到愉悦的状态，才是运动的真谛。

身心合练的核心就是在动或静中感知自我，就是在运动中能够不断地保持知觉，感受自己运动的状态，及时调整那些不适当的姿势，达到身心合一的境界。它并不要求我们用多余的力量去维持，只要我们放松自己，自然地去感受运动的状态就可以了。很多时候也是这样，运动中的意志很重要，心情更重要，我们要在不断的运动中去训练自己的这种素质，让自己不管在什么情况下，做什么运动都能够达到身心合练。

健康小贴士

普拉提——身心合练

太极拳、瑜伽、普拉提等运动都讲究身心合一的境界，下面我们就来介绍一下普拉提的几个基本动作。

(1)在地板上躺平，颈部放松，保持脊椎自然弯曲，吸气5拍，再慢慢地吐气5拍，同时收腹并起上身。

(2)平躺在地板上，收紧腹部，双脚离开地面，背部紧贴在地面。放松颈部，呼气时抬起颈部使头离开地面，同时双膝盖提起并靠近上身。

(3)面朝下趴在地面上，额头向前，沉肩，腹部肌肉收缩并抬离地面。每个动作都要做到位，吸气并且抬起头和手臂。

(4)双手支撑在地，如同俯卧撑的姿势，收紧腹部和臀部，身体的整体要成一条直线，静止几秒后，中心躯干开始轻轻地上下移动，重复做12～15次。

(5)摆出俯卧撑的姿势，与前一动作的前半部分相同，先抬起左腿同时进行吐气，髋部不能动。这个动作要注意的是通过腹部肌肉的收缩带动腿的动作，然后放下左腿同时吸气，再换右腿重复上述动作，背部要放松，注意沉肩，而且要尽可能伸长脖子，保持动作的匀速。

温和运动才是真

虽说“生命在于运动”，但是运动应该有个度，适度的运动，即温和运动，对身体才有益。

那什么是温和运动呢？目前，公认的评判标准是每次锻炼之后，感觉不到过度疲劳为宜。温和运动的标准比较低，比如每天骑自行车上下班，早晚散步，爬楼梯等都能够达到标准。但是，选择这种适度运动的方法一定要做到持之以恒，它对人的意志力是一个严峻的考验，只有坚持不懈的人才能看到它的成效。

这种持续的、适度的运动能够使人的精神振奋，这种锻炼能够促使大脑分泌脑啡肽(俗称愉快素)，使我们的身心愉快。而那些激烈的、过度的运动却会使T淋巴细胞功能锐减，同时反馈作用还会使血液当中的T淋巴细胞减少，并抑制B淋巴细胞的活性，降低人体的免疫功能。所以，超负荷的运动会使人体易疲劳，甚至加重已有的疾病。

那种想起来就运动一下的人，偶尔运动更是不可取的，它会破坏人体正常的新陈代谢，甚至加重器官的磨损，会减少人的寿命。因此，专家建议：运动量要由小到大，动作要由简到繁，讲究舒适自然，循序渐进。

温和运动不仅可以调节心情，而且还能够化解我们的不良情绪，释放内心的压抑情绪，忘掉心中的烦恼，重新恢复身心的愉悦。

进行锻炼前，一定要充分认识到自己的身体素质。如果实在是不太了解，可以进行一些身体检查，尤其是老年人，检查重点要放在心脑血管、肝、肾等方面，然后根据自己的身体情况选择合适的运动和运动量。

温和运动适合于各个年龄段、各个阶层的人，尤其是中老年人和减肥者，关键就是坚持锻炼。我们在不确定哪种锻炼方式适合我们的时候，最好不要去选择那些强度比较大的运动。

那么，如何才能让自己持续温和运动呢？

(1)为了健康运动。持续进行温和运动能够调节荷尔蒙的浓度，起到抗癌的作用，还能够刺激大肠蠕动，降低有害物质与肠壁的接触，减少患大肠癌的机会。

(2)选择喜爱的运动。选择自己喜欢的运动，就能够更好地坚持下来，还会有一些成就感。

(3)设定合理的目标。应该先了解一下自己能够达到什么状况，自己设计一个时间表，严格按照表中的时间来进行。

(4)调整自己的运动。适当的运动要优于激烈的运动，将运动分几次做完要比一次做长时间的运动较能持续。

(5)运动的多样化。好的运动计划，应当包含有氧运动、伸展运动，要慢慢地增加自己的运动量，应当把运动融入生活当中，如走路、爬楼梯、骑自行车、做家务活等。

(6)和别人一起运动。如果朋友或家人和自己一起运动，运动起来就会有激情，还可以互相激励，这样比较容易持续下去。

(7)遇到外界或自身的影响，一定要克服它。比如天气不好或生病了，运动也不能够间断，温和运动本就比较简单随意，可以在室内进行，比如做家务等。

健康小贴士

生活中的温和运动

每天打2~3个小时的乒乓球。

每天快走15分钟回家，再做20分钟家务。

每天骑自行车上下班。

每天坚持爬50级台阶。

每天跳两遍健身操。

每天跳两次交际舞。

每天出去打打保龄球，游游泳。

警惕锻炼中的预警信号

运动后出现流汗，疲乏无力，呼吸速度加快等都是正常的生理现象，但是我们也不能够忽视这些现象。如果这些现象持续且越来越严重，可能就预示着我们的身体出现了问题。当我们的身体不适时，它会主动发出信号，尤其是在运动过后，这种警报就会更加明显。

警报一：汗如雨下

这可能是因为你的体内缺少钾盐和钠盐引起的，正常人在进行一定强度的运动之后流汗是很正常的。如果你稍微做一些运动就汗如雨下那就要注意了，要喝一些橙汁或功能性饮料，而且要选择一些强度比较小的运动。

警报二：头晕目眩

当我们下蹲、旋转后头晕的现象是很正常的，如果这种反应过于强烈或频繁那就不正常了，应该马上停止运动。这种现象有可能是睡眠不佳或低血糖、神经紧张等引起的，也可能是心血管和颈椎方面出了问题。

警报三：气喘吁吁

如果你稍微运动就气喘吁吁，而且久久不能平复，就要立即停止运动，很有可能是呼吸系统出现了问题。

警报四:食量猛增

在进行运动之后,食量多少会增加一些,如果你在运动之后食量都快翻倍了,并且处于持续状态,就不太正常了,应该立即停止运动。这种反常很可能是消化系统紊乱引起的。同样地,运动后食欲大减也是不正常的。

警报五:浑身疲乏无力

刚开始进行训练的人,增加了训练强度后会出现肌肉和关节酸痛,如果坚持的话,症状就会消失。如果这种状况持续没有缓解,要立刻停止运动,去检查一下关节是否受损。

警报六:恶心呕吐

如果这种症状不是由饮食引起的,那么就是由于肌体运动过量而缺氧造成的,应适当调整自己的运动强度、运动计划。

警报七:精神压抑

运动的初衷是让人身心愉悦,但运动中出现了精神压抑的现象,应当积极地调整运动量及运动强度。

警报八:口渴

运动过后口渴是正常的,如果饮用大量的水之后仍口渴不止,小便过多,那就不正常了。这是运动过度的先兆,应立即停止运动并检查胰腺功能。

警报九:头痛心慌

在运动时或运动后出现头痛的现象,应该立即停止运动,很有可能是神经、心脑血管系统出现了问题。

警报十:四肢无力

刚刚运动后没有力气是正常现象,休息数分钟后会有所恢复,如果数日仍不能恢复则说明脾受损了。

运动中要多注意身体所发出的警报信号,如果我们的运动过量或运动不当,它就会及时提醒我们,我们可以根据自己身体的承受能力进行调整,适当地减少运动或停止运动。如果我们身体发出的信号比较强烈,建议到医院去进行身体检查,看看是否由于运动过量而引起某些脏器或关节的损伤,以免造成严重后果。

健康小贴士

夏季运动要注意

(1)喝水“中毒”。夏天气温高，人在运动过后会大量出汗，补水是非常重要的，切记不能够“猛饮”。虽然这种喝水的方法能够快速解渴，但是这样会造成细胞“水肿”，从而导致“水中毒”。主要现象有头晕、眼花、口渴、抽搐，反应迟钝，肌肉或韧带拉伤，甚至昏倒。

(2)运动后不要立即喝饮料。碳酸饮料含气量较高，喝下之后容易产生饱腹感，易造成补水充足的假象，而事实上水分补充却不够；果汁的糖分较高，运动后饮用会加快胃肠蠕动的速度，引起胃肠不适；运动后大量饮用冰水可能会造成胃肠功能紊乱，甚至呕吐；咖啡与茶均含有咖啡因，咖啡因有利尿作用，可能会导致水分补充不足。

(3)要严防中暑。中暑就是在高温和热辐射下的作用时间比较长，导致体温调节出现障碍，水和电解质代谢紊乱，神经系统功能损害现象的总称。先兆为发热、乏力、头晕、恶心、呕吐、胸闷等症状，重症为头痛剧烈、昏迷、痉挛等症状。如果救治不及时还可能会有生命危险。

(4)调整运动时间。夏季应选择一天中气温较低的时候去运动，一般为15:00～19:00，此时人体的血糖水平比较稳定，精力也最旺盛，日照强度也比较适合，是运动的适宜时间。

(5)运动前注意热身。不经过热身就进行强度较高的运动很容易对身体造成伤害。

运动要拘“小节”

平时多运动是好事，但是别因为运动中的“小节”危害了你的身体健康。

健身房，大家一定常去吧。我们要考虑的不光是健身器材的性能，还要考虑健身房的环境是否良好。健身房内可能会将扩音器开到最大，当我们在进行高强度的锻炼时再加上大音量的音乐，很可能导致我们的内耳功能损害，引起眩晕、耳鸣等。

运动中的伤害还表现在很多方面，比如皮肤擦伤、韧带拉伤、骨折、脱臼、运动后咳血等。平时运动中我们应注意身体的各个部位，为避免其受伤害,就需要从运动中的“小节”入手。

(1)增强自我保护意识。要学会在运动中采取保护措施,掌握一些防护技巧。

(2)运动前一定要热身。热身能够使血液充分地活跃在身体的各个部位,还能够提高人体神经的兴奋性及灵活性,确保运动的协调平衡,可以减少缺氧性、失衡性损伤。

(3)要注意保护特殊部位。运动中我们的腕、膝、踝等部位容易受伤,运动时最好备上护腕、护膝等。

(4)注意不要急停。我们在进行急速运动时,如长跑,千万不能突然中止运动,这样做会使心血量减少,导致人体虚脱。主要表现为恶心、呕吐,脸色苍白,冒冷汗,甚至晕倒。

(5)水分的补充要充分。运动前后要及时补充水分,防止身体脱水。

(6)不要在运动中吃喝。不能一边运动一边吃东西,容易造成胃下垂、慢性胃炎等疾病。

(7)选择正确的运动时间。傍晚时人的身体机能处于最佳状态,运动更利于健康。不能太早进行锻炼,凌晨空气中的污染物比较多,空气也比较稀薄,太早起床运动可能导致心脏病发作。

(8)跑步时千万不能憋气,这样会给心脏带来较大的负担。

(9)各项运动的动作要严格按照标准做,姿势如果不正确,时间久了就很难改正过来,对身体的损伤初期可能不明显,但是时间久了,弊端就会显露出来。

(10)运动时,最好穿透气性好的衣服,有利于人体汗液排出。

运动中还有很多“小节”值得我们注意,我们必须时刻警惕运动中可能带来的伤害,做好防护措施和准备工作,更加充分地利用运动的时间。

运动中要拘“小节”,因为正是这些“小节”决定着我们的运动是否适当、合理,我们只有把握住这些“小节”,才能将运动更好地进行下去。

运动本来是为了提高我们的身体健康,如果我们一味地忽视运动中的“小节”,将会在运动时受到很多本来可以避免的损伤。其实很简单,只要我们多观察一下,多了解一些运动的常识,就能够降低身体受损伤的概率,将运动的优点发挥极致。

健康小贴士

孩子进行运动时的细节

运动可以使孩子更健康，但有些方面也值得家长和老师注意，这里从活动前、活动中、活动后三方面进行讲述。

活动前，要先了解室外的情况。一般情况下，10:00～15:00 的空气比较清新、洁净，适宜儿童活动。

活动时，家长和老师要不时地观察孩子的脸色，摸孩子的后背判断其活动程度，还要及时给孩子增减衣服、擦汗。

活动后，不能马上给孩子喝水，因为在孩子活动后，全身脏器中的血流量会大幅度增加，饮水会给心脏增加负担，长此以往会影响其功能。

第五章

保证优质睡眠，让健康常在

合理作息，减少“睡债”

睡眠是人类生命活动中必不可少的规律性行为，它约占我们生命的1/3时间。我们的大脑、脏器等都需要休息，而睡眠是保证休息的基础。

良好的睡眠要遵循生物规律，我们只有按照自己的生物钟进行睡眠，才能够保证睡眠的质量，更好地恢复我们的体力和活力。

如今越来越多的人成了“夜猫子”，晚上经常参加聚会、看电影、逛夜店等，白天又要去上班，导致严重的睡眠不足，欠下了“睡债”。如果我们按时起床、按时睡觉，那么我们的生物钟就会正常运转，我们的睡眠质量也会更高。研究表明，只有睡好子午觉，睡眠的质量才能更高，那什么是子午觉呢？即在一天中的子时(23:00～01:00)和午时(11:00～13:00)睡觉。中医上说，子时和午时是阴阳交替之时，此时也是人体经期的“合阴”和“合阳”阶段，在这两个阶段熟睡有利于养阴和养阳。尤其是子时，人体的阴气在此时最重，这时候睡熟能够养阴。子时也是静脉运行到肝胆的时间，如果经常熬夜，肝胆就会得不到充分休息，从而降低其功能。

睡眠也要讲究“度”，睡得太多或睡得太少对身体都是不利的。现代医学认为，贪睡和少睡都会引起肥胖，睡得过多也会引起疲乏，甚至初醒时行走困难、头晕。

多数人认为，今天睡晚了或没睡，明天多睡一会儿“补”回来不就可以了吗？其实不然，睡债易欠不易尝，只有合理而高质量的休息，才能够快速恢复体力，如果休息不当，还可能对身体有害。睡债现象在中国的青少年中普遍存在，长期这样下去，很可能会影响其身心健康。

“日出而作，日落而息”“入夜则寐，入昼则寤”是千百年来人体为适应自然环境而进行自我调节的生理表现。这是人与自然和谐一致的规律，我们不能违背，跟着这个规律走就能够保证我们的睡眠质量，逆着这个规律就会损伤我们的身体。

不同年龄段的人对睡眠的要求不同。一般青壮年夜间睡眠为7～9小时，少年为8～12小时，幼儿还要更多些，老年人为4～8小时。如果因为学习、工作等影响了睡眠的时间和质量，要及时找出原因进行调整，日常的生活要规律，饮食要合理，活动要适度。

现在有这样一种工作叫“黑白倒”，就是上几天夜班再上几天白班。你可能觉得自己没有什么亏的，反正睡眠的时间都是一样的，但是长期黑白颠倒的作息习惯很可能会造成内分泌紊乱，如果时间久了，就很难再调节到原来的身体状况。所以，作息时间的安排是很重要的，一定要安排得合理、得当。不管手头的事情有多少，有多繁杂，我们都要调整好工作和休息的时间，尽量把子午觉的时间安排出来，把工作和其他事情安排在别的时间。

健康小贴士

睡子午觉要科学

(1)不管天气多热，都要在肚子上盖东西，避免肠胃受寒，引起胃肠不适。

(2)睡觉时，尽量不要睡在有“过堂风”的地方。

(3)睡前不要吃太多油腻食品，这样会增加血液黏稠度，增加胃肠负担，使血液集中在胃部，加重心脑血管疾病。

(4)晚饭要吃七分饱，否则会造成胃肠不适，从而降低睡眠质量。

(5)午休虽然时间比较短，但也不能太随便，尽量躺在床上睡，而不是随便趴在桌子上或靠在椅背上睡，因为这样会影响头部供血，醒后易出现头晕、眼花、乏力等。

午睡，为身体增加动力

白天的11:00～13:00，就是我们通常所说的午时，这个时候的人体阳盛阴衰，如果午觉的睡眠质量高，就有利于养阳。午时是人体十二经脉中的心经当令，这时为“合阳”，应“少息所以养阳”。除此之外，“心主血脉”“心恶热”，中午太阳高照，气温达到峰值，为了照顾好我们的心脏，也应当睡好午觉。

经历了一上午的辛勤劳动，中午的睡眠就显得更为重要了，对我们下午的工作也是有帮助的。午睡过后，精神倍增，工作起来自然就更加得心应手了。

中午是一天中阳气最盛的时候，是“合阳”最好的时机，要小寐，时间不宜过长，30 分钟左右即可，最多也不要超过 1 个小时。即使不睡觉，也应该进入安静的状态，使身体能够平衡过渡，提神醒脑，精力充沛。有关研究表明，在热带和地中海居住的人患冠心病的概率要比北美和北欧的人低，而前者恰恰就有午睡的习惯。美国太空总署的科学家研究发现，24 分钟的午睡，能够有效地改善驾驶员的注意力和表现能力。

中午吃完饭就立刻进行工作或出去活动，这是非常不科学的，会加重我们胃的负担。刚吃饱饭就进行工作的话，血液会集中在大脑，到达胃部的血液就会减少，进而影响我们胃肠的消化功能。如果立即出去活动的话，还有可能造成胃下垂。对身体的损伤是一方面，另一方面中午如果不休息的话，下午 3 时之前会提不起精神，总是哈欠连天，睡眼惺忪的样子，会影响正常的工作。相反，如果中午休息一小会儿，就会精神百倍，工作和学习效率都会上升，对我们的胃肠也有一定的保护作用。

当然了，午睡的时间不能过长，过长会影响我们晚上睡眠的质量，还会让人更加没有精神。午睡的时间长短一定要安排好，尽量保证在半小时以内，没必要熟睡，哪怕只是闭上眼睛小憩一会儿，都会起到很大的作用。

午睡的时候，大脑要尽量放松，尽量别再去思考工作、学习、生活上的问题，放空大脑，放空心，闭上眼睛要能感受得到周围的静谧。即使周围很嘈杂，也不用去在意，这样做同样能达到很好的午睡效果，醒来后会觉得精神倍增。

午睡，能够为我们的身体增加动力，让我们在一天的工作学习中集中精神。精力充沛了，做事才会更加有劲，更能上进。从今天开始，中午小憩一会儿吧。

健康小贴士

午睡注意事项

(1)饭后先别急着睡,我们在吃过饭后,要活动几分钟,如散散步,能够利于食物的消化,而且不要吃太油腻的食物,否则会增加血液黏稠度,加重心脑血管疾病和胃的消化负担。

(2)不要睡得太久。很多人睡午觉要睡一个下午,醒来之后会感觉全身无力、头晕,甚至有些轻微头痛,不清醒。其实午休15~30分钟就可以了,睡得太长还可能会影响夜晚的睡眠质量。

(3)午睡不能趴着睡。有时候我们会选择在桌子上趴一会儿进行午休,醒后可能会出现头晕、眼花、乏力的现象,这是由于我们的睡姿错误导致大脑缺氧造成的。我们在趴着睡时习惯用手臂当枕头,可能会使我们的眼球受压,时间长了还会诱发眼病,同时我们的胸部也会受到压迫,影响血液循环,醒后出现手脚发麻的现象。

(4)午睡时要远离风口。尽量不要对着电风扇、空调、窗口等午睡,这样很容易患上感冒、关节炎等。

(5)不适合午睡的人群。第一类,65岁以上或体重超标20%的人。午睡会增加血液黏稠度,易引起血管堵塞。第二类,血压很低的人。午睡时血压会相对降低,可能会造成呼吸困难。第三类,血液循环系统有严重障碍的人。午饭后,大脑中的血液会流向胃部,此时血压降低,大脑供氧降低,如果这些人在此时睡午觉很容易造成中风。第四类,容易失眠的人。这类人本来睡眠质量就很差,如果白天睡得充足了,夜间的睡眠质量就更差了。

现代生活中的“垃圾睡眠”

“垃圾食品”大家一定再熟悉不过了,但是“垃圾睡眠”大家可能听起来比较陌生,其实这个词语在英国早就流行了。这个问题已经严重地影响了现代人的健康。

我们可以回忆一下,我们是否在看电视的时候睡着;是否在双休日的时候晚上出去狂欢,白天回家补觉;是否自然醒之后还要赖床;是否加班加到深夜,直至支撑不住进入睡梦中,等等。

以上这些睡眠就是“垃圾睡眠”。有些人可能认为这只不过是个习惯而已，不会对自己造成什么影响。可你知道吗？这些习惯一旦形成便很难再改过来，久而久之，就会对我们的身体造成一定的危害。

1. 习惯性脱发

早晨起床后梳头发，会发现大把大把的头发脱落，眼看着美丽的秀发一天天脱落，最后不得已将长发剪成了短发，你可知道这个现象是由“垃圾睡眠”引起的吗？脱发与睡眠的质量密切相关，充足的睡眠能够促进皮肤和附属毛发的新陈代谢。所以，脱发人群要尽量做到每天睡6小时以上，养成定时睡眠的好习惯。

2. 突然冒出啤酒肚

“啤酒肚”越来越多，这不光是因为海吃海喝，还有可能是由于“垃圾睡眠”造成的。熬夜写报告，晚上经常做梦，脑子里总是想着那些未完成的工作，这种“深夜无眠”的状况持续一段时间之后，就会让你觉得身体“沉重”了。事实上，因为“垃圾睡眠”你的体重增长了。

3. 经常丢三落四

早晨出去上班，却发现忘带策划书，回到家又发现忘记带钥匙；在公司明显可以看出你精神涣散、反应迟钝、错误百出。这究竟是怎么回事呢？临床经验表明，充足的睡眠，保持正常的睡眠周期，是长久地促进记忆力发展的好办法。

4. 失眠抑郁症

如果你经常出现情绪低落的现象，还伴有疲倦、烦躁，缺少活力，甚至有“轻生”的念头，那你就要注意了，这可能是抑郁症的前兆。“失眠抑郁症”这种说法我们应该并不陌生，事实证明，失眠和抑郁之间确实有着一定的联系。“垃圾睡眠”会导致精神萎靡、情绪低落，工作效率下降，使那些本来就棘手的问题解决起来更加困难。

5. 呼噜声很响

每到晚上，你打呼噜的声音可能吵得别人无法入睡，别人认为你睡得很香，事实上，你自己可能也听到自己打呼噜，这种情况下你的睡眠质量也是不高的。不仅如此，有时候还被打呼噜憋醒，并且患上慢性咽炎。长期打呼噜，不仅对自身的健康有一定的影响，还会影响周围人的睡眠。

6. 也许癌症离你很近了

也许你只是将“垃圾睡眠”当成一种习惯性的问题，但事实上，它还有可能会致癌。“癌症”这个词让人恐惧,但是它很有可能是由于睡眠不健康造成的。良好的睡眠是战胜癌症的法宝之一。

通过对这些“垃圾睡眠”的介绍,相信大家对它有了一定的认识。这就是我们现代人的生活状况,有些人的生活甚至毫无规律可言,更别说睡眠了,这种人其实就等于在慢性自杀。这些习惯普遍地存在于我们自己和周围人身上,一定要改善我们的睡眠状况,将这些“睡眠垃圾”统统清除掉,就像我们要戒掉“垃圾食品”那样,可以偶尔吃一次,也可以不吃,但坚决不能常吃。“垃圾睡眠”也一样,迫不得已的时候可以有一次,但坚决不能长期处于“垃圾睡眠”的状态,否则的话,对自己的健康将造成无法弥补的伤害。

健康小贴士

快速入眠的方法

(1)闭目入眠法。躺在床上,闭上双眼,再将眼睛微微张开一道缝,与外面保持一些接触,诱导人体逐渐进入睡眠的状态。

(2)睡眠诱导。听有节奏的音乐,如火车声、滴水声等,或听着催眠曲入睡。

(3)喝杯热牛奶。睡前喝一杯热牛奶能增加人体胰岛素的分泌,从而增加氨酸进入脑细胞的量,刺激大脑分泌促进睡眠的血清素。

(4)合适的睡姿。睡眠以侧卧为最佳,这种姿势有利于全身放松,使人睡得安稳,当然了,也要因个人习惯而异。

(5)疲劳难以入睡者,可以吃一些芳香气味浓郁的水果,因为芳香味对神经系统有镇静作用,而且水果中的糖分能抑制大脑皮质,促进睡眠。

床上,请给身体“松绑”

睡眠是一种放松的状态,很多人在睡觉时都喜欢穿睡衣。在这种绝对放松的状态下,千万不能选择紧身的睡衣,以免第二天一早醒来感觉浑身疲乏。我们应该选择那些宽松一些的睡衣,而且最好是纯棉的,因为纯棉的吸水性比较好,穿起来比较舒服,还能够减少对皮肤的刺激。

自己的身体已经被衣服“绑”了一天了,只有夜间能够进行放松,所以还是给身体“松绑”比较好。裸睡其实是不错的选择,给大家介绍一下裸睡的好处。

(1)裸睡能够给人完全放松的感觉，有利于皮脂腺和汗腺的分泌，皮肤的再生以及排泄，对我们的神经调节也有一定的帮助，有利于增强免疫能力。

(2)裸睡对治疗紧张性疾病有帮助，还能够促进血液循环。对慢性便秘、慢性腹泻、腰痛、头痛等均有改善作用。

(3)裸睡能够减轻腰痛及痛经，还能够缓解女性手脚冰凉的现象，因为裸睡能够让人感到温暖、舒适。

(4)裸睡能美容。裸睡能够使皮肤吸收更多养分，促进新陈代谢，利于皮肤的更新代谢。

(5)裸睡护私处。裸睡可以使私处通风透气增加，减少妇科病的发生。

(6)裸睡能减肥。裸睡能够促进血液循环，使皮肤呼吸充分，还能够加快油脂的消耗。

(7)裸睡能享安宁。没有了衣服对身体的束缚，全身得到放松，血液流通畅快，手脚冰凉的现象得到改善，人便能够更快地进入深层次的睡眠状态。

(8)裸睡能减少疾病。裸睡不但能够使人放松，常见的妇科病，如腰痛、生理性痛经等也能够得到一定的缓解。晚上睡觉穿内衣还会增加患乳腺癌的风险。所以，睡觉时尽量不要穿内衣。

裸睡是健康、轻松、卫生、性感的，能够给人无拘无束的感觉，裸睡不但能够使我们全身放松，还能够预防很多疾病。所以，睡觉的时候，还是给自己"松绑"比较好。

当然了，我们所说的给自己"松绑"不光指的是衣服，睡觉时被子也不要太重，尤其是在冬天，有些人喜欢盖上几条棉被睡觉，这样会给自己的身体增加负担，让肌肉无法放松。还有首饰、手表、假发、假牙、眼镜等都要摘掉，这些东西会影响我们身体局部的血液循环，而假牙很有可能在我们进入睡眠时掉进气管，使人窒息。长期戴隐形眼镜则会造成眼睛缺氧，代谢废物也更容易在镜片和角膜之间积聚，导致眼睛发炎，影响视力。不要带妆睡觉，晚上是新陈代谢的旺盛期，在这个时间应当让皮肤合理休息，睡眠能够延缓皮肤老化。如果带妆睡觉，面部的毛孔会被残留的化妆品堵塞，对血液循环产生影响，而且化妆品会使皮肤出现紧张、干燥感，给皮肤造成负担，影响皮肤的“休息”。

有一些人为了减肥就穿紧身的减肥装睡觉，防止脂肪在夜间长出，其实这种“束缚”对身体的负面影响更大，不光是对皮肤和血液循环有影响，还对身体各个脏器有损害，尤其是肺和心脏。在这种束缚下睡觉会影响我们的呼吸，进而给心脏增加负担。

在床上，一定要给身体“松绑”，才能让身体更加健康。

健康小贴士

裸睡要注意

裸睡，不光是指脱掉衣服上床睡觉。首先，要注意居住的地方不能太小，选择的环境最好相对隐秘、独立，否则的话，会因为紧张而造成负面的结果。其次，居住的环境空气流通要好，温度、湿度要适宜，环境要安静，这样才能从思想上放松。再次，要注意保暖，床具软硬度要适宜，被褥要干净、整洁，而且应经常清洗并暴晒。最后，大家应当清楚，裸睡只是我们睡眠的一种形式，并不适合所有人，对于那些有皮肤过敏、哮喘、特异性体质的人来说，并不是最佳的选择。

保持科学睡姿，自然舒适

睡眠时全身都应该放松，所以要保持科学的睡姿，确保睡眠的质量，大家应该从以下几个方面着手。

1. 脊骨的承托

床的舒适与否就是要看它是否能让全身的肌肉放松，让椎间盘吸收水分，使脊骨能在白天有效地运作。

2. 保证局部血液循环

当我们身体的某个部位接触床垫且被压住时，会产生一些刺激神经的代谢物质，身体会不断地转换睡姿以防产生痛楚。所以，要选择软硬适度的床垫以减少睡姿转换的次数，进而改善睡眠质量。

3. 评估床垫

身体的大部分重量都集中在臀部，一个好的床垫能够将身体的重量平均分配在床垫上。一个好的枕头能够承托颈部，要选择舒适的枕头来保持颈部弧度和头部中间位置，使其处于放松状态。

4.怎样的睡姿能让脊骨承托处于最佳状态

大部分人都习惯侧睡,还有一部分人习惯仰睡,而仅有一小部分人习惯俯睡。一般情况下,仰睡承托能力最佳,因为这样睡我们的体重能够平均分配在床上。而不正确的睡姿会增加腰椎的弧度,导致脊椎受压,还可能拉伤软组织。俯睡会压迫胸腔,影响呼吸功能,对颈椎也会有一定的损伤,还可能会造成心脏负担,尽量不要俯睡。

正确的睡姿对睡眠质量的影响是很大的,常言道:“站如松,坐如钟,卧如弓。”这里的“卧如弓”说的就是我们在进行睡眠时,身体要侧卧弯曲成“弓”状,这样睡,四肢能够放在比较舒适的位置,全身的肌肉也能够放松得比较彻底。

那么,为什么“卧如弓”的睡姿对我们的身体是最有益的呢?当今医学有这样几种解释:①有利于心脏的休息。双腿弯曲向右侧卧,这样睡眠能够让全身的肌肉最大限度地放松,而且不会对心脏造成压迫。②对肝脏的代谢功能有利。肝脏是身体的排毒器官,向右侧卧可以使肝脏处在右侧比较低的位置,可以让肝脏得到充足的血液,促进新陈代谢。③利于胃肠对食物的吸收。胃通向十二指肠和小肠通向大肠的开口,都是向右侧开的。我们向右侧卧,对于食物在胃肠内的运行和吸收是非常有利的。

还有一种睡姿是左侧卧,这种睡姿容易让人睡得不安稳,睡觉时翻来覆去,而且人的心脏位于身体的左侧,这样睡会对心脏有一定的压迫,对胃、肝等也会有一定的不良影响,所以最好不要左侧卧睡眠。枕臂而睡也是不科学的,醒来之后,会感觉到手臂、手腕、手指麻痹。这是因为睡眠时,气血和呼吸都会进入一种平稳状态,沉睡时肢体的感觉不易察觉,因而无法对其进行调节,很快便会进入麻痹期。

事实上,人在整夜的睡眠中不可能是一个固定姿势,人会不自觉地翻身或改变四肢的位置,寻求最舒适的感觉。其实,在睡眠的过程中,我们能够最快地进入睡眠状态,身体没有不舒服的感觉就可以了,不必太拘泥于哪种睡姿。

睡觉时最好是南北方向睡,这样睡和地磁的方向是一致的,能够保证我们的大脑不受干扰。

不少人睡醒后会出现头昏眼花、腰酸背痛的感觉,主要就是由于睡姿不当造成的,所以要保持正确的睡姿进行睡眠。

健康小贴士

睡姿与性格

(1)仰卧入睡,说明你心胸开阔。对他人持信任的态度,易受时尚和新思想影响,不爱得罪人,不善于流露自己的真实感情,害羞,缺乏自信。

(2)俯卧入睡,说明你比较含蓄,经常忧心忡忡,容易产生困扰,固执,没什么抱负,是那种今朝有酒今朝醉的人,活得比较洒脱自在。

(3)蜷缩身体入睡,说明你可能是一个神经紧张的人,自我感觉较差,常常会很谨慎,比较害羞,不擅长与人打交道,喜欢独处,但是容易受伤。

(4)侧卧入睡,说明你性格稳重,对自己的了解比较深刻,处事谨慎,但有时会焦躁不安,却不会轻易愁苦,直言快语,不怕伤人。

睡眠忌过多

人在整晚的睡眠中,并不是一直处于平静的、单一的过程,而是处于周期性的变化过程中。通常情况下,睡眠包括两种状态:一个是眼球快速运动状态;另一个是眼球非快速运动状态。

人在上床睡觉后,先处于一种身体松弛但大脑尚处于清醒的状态,开始进入非眼球快速运动第一期,持续5~7分钟;然后进入非眼球快速运动第二期,半小时后,按年龄的不同便会转入第三期、第四期,持续不久就会进入浅睡状态。从开始上床到入睡要1~1.5个小时,出现第一个眼球快速运动状态,持续10分钟左右,然后从第二个眼球快速运动状态到清晨睡醒为止。一夜睡眠要经历4~6次周期性变化。

这个睡眠周期大概8小时,对于成年人来说,超出8小时的睡眠对人的身体不但不会起到好的作用,还会对健康造成一定的危害。

(1)睡得过多会导致越睡越懒、智力下降。多数人认为,疲劳感多就要多睡觉。其实,这个想法并不完全正确。消除疲劳补充睡眠是正确的,但如果睡得过多就会降低心脏的跳动速度,同时还会影响新陈代谢,肌肉也会变松弛。身体的各部分组织和肌肉得不到锻炼,起床后会感到腿软、全身无力,久而久之,就会变得懒惰、软弱无力,甚至还会出现智力下降。

(2)增加了患中风、糖尿病、老年痴呆的概率。老年人的血液比较黏稠，如果睡眠时间过长，会导致血液黏稠度增加，从而诱发脑中风等脑血管疾病。睡眠少于6小时，患糖尿病的概率就会增加2倍；超过8小时，患糖尿病的风险就会增加3倍；每天睡眠时间超过8小时的人罹患老年痴呆的风险会比正常人增加2倍。

(3)增加患呼吸道、心脏和消化系统疾病的风险。经历了一个晚上的睡眠后，卧室内的空气会变得污浊，即使虚掩窗户也会有部分空气未流通，不洁的空气含有大量细菌、病毒、二氧化碳、尘埃等，对呼吸道的抗病能力有影响。对于长期睡眠时间过长的人来说，平时的运动减少，再加上卧室内空气污浊，就容易出现感冒、咳嗽等症状。睡眠过多还会破坏心脏休息和运动规律，心脏总是处在休息状态，会导致心脏收缩乏力，稍一活动便会出现心跳不一、心慌乏力等现象。长期睡眠会让你无法按时进餐，胃肠发生饥饿性蠕动会扰乱胃液分泌规律，影响消化功能，进而引发消化系统疾病。

如果你早上醒来比较早的话，就不要再赖床了，更不要捂着被子看电视，还不如起床进行一些体育锻炼，呼吸一下新鲜空气，这能让自己的身体更加健康。

睡眠并不是越多越好，不同年龄段的人睡眠所需要的时间也不同，根据自己的年龄段选择最适宜的时间来睡就可以了。对于成年人来说，每天8小时的睡眠时间已经足够了，如果有特殊情况，比如前几天缺觉了，工作太累了等，都可以适当地增加一两个小时的睡眠，但是不要增加太多，否则不但达不到休息的目的，还会使自己身体的疲惫感加重。

其实，我们睡眠周期中，深睡期是对我们整个睡眠质量影响最大的阶段，如果在深睡期能够保证充足的睡眠，那么整个睡眠的质量才能够上去。

在失眠的时间段里，保证深度睡眠，不要赖床，睡好子午觉，就是对睡眠最好的保证。

健康小贴士

睡一半比不睡更伤身

睡一半就被叫醒，其实睡眠此时已经进入深睡期，大脑对记忆正在进行吸收、重整。在不该醒的时候醒来，大脑需要更多的时间来恢复意识，一个人刚睡醒时，睡眼惺忪，反应比较慢，解决问题的能力也会变差。有研究表明，这种状态下人的行为能力就跟一瓶啤酒下肚后产生的微醉感一样，相当于血液中含有0.08%的酒精。如果这种情况长期存在，会降低我们身体的免疫力，也会导致交感神经和副交感神经不平衡，进而对自主神经产生损害，出现心悸、盗汗等症状，而且患心脑血管疾病的风险也会增大。

胃不和则寐不安

中医上讲"胃不和，则卧不安"，意思就是如果一个人饮食不当，导致脾胃功能失调，进而出现失眠的现象。脾胃功能失调，胃气不和的人，会出现腹痛、腹胀等现象，甚至是恶心、呕吐，或者大便恶臭、便秘。

"上个月我女儿将我接到上海，整天鸡、鸭、鱼、肉地给我做着吃，连续吃了一个月后，我的睡眠就出现了问题。每天晚上也就睡两个小时，其余的时间都在床上翻来覆去，而且还出现了头昏、记忆力下降、恶心等现象。前几天去医院开了维生素C和维生素B_1等药，但是没有效果，后来去医院开了些除湿热、和胃的中药，医生还建议我多吃一些清淡的食物。果然，经过一段时间的调理后症状缓解了不少。"

其实，通过这段叙述我们也可以看出，这个人睡眠出现问题的根本原因是在胃上，如果因为"胃不和"而出现"夜不寐"的现象，就不能够通过促进睡眠的药物来解决问题。所以说，平时的生活中，大家一定要注意自己的饮食均衡，对于那些油腻、高糖的食物尽量少摄入。

晚餐尽量做到"七七"原则，即晚上7时以后或睡前3小时避免进食。吃饭要吃七分饱，配菜要清淡，尤其是老年人，要远离那些高油脂的肉类和糕点。饭后不要马上躺在床上睡觉，稍稍地活动一下，有利于消化，正所谓"饭后走一走，活到九十九"。

不合理的进食或进补不当，都会对我们的胃造成负担，现在很多人在煲汤的时候喜欢加入一些补药，补药虽好，但不是人人都适合。比如，南方气候较热，不能随便服用鹿茸、人参等补药，否则的话会引起失眠、烦躁。

吃很简单，但要吃得合理却并不容易。一个“吃”字，却牵涉了我们这么多的健康问题。吃得过多，吃法不当，都会对我们的胃造成负担，进而影响我们的睡眠质量。

“胃不和则寐不安”有以下一些典型让型。

（1）中焦湿热。由于中焦湿热而“胃不和则寐不安”，多是由于外感湿热、饮食没有节制，摄入的肉类、酒类、糖等过多，导致脾胃出现湿热现象。

（2）痰浊内扰。由于痰浊内扰而“胃不和则寐不安”，多是由于情志郁结、气郁生痰、积湿生痰所致。

（3）胸膈郁热。由于胸膈郁热而“胃不和则寐不安”，多是由于心胸热邪所致。

（4）食滞胃脘。由于食滞胃脘而“胃不和则寐不安”，多是由于饮食没有节制，食物在胃内积聚不能消化，胃气上逆所致。

（5）腑实肠壅。由于腑实肠壅而“胃不和则寐不安”，多是由于食用辛辣的食物过多，胃热与情志郁火一起，大肠津液亏损、失调，传导阻滞所致。

（6）中焦痞结。由于中焦痞结而“胃不和则寐不安”，多是由于脾胃虚弱、寒热所致；或误下伤中，阴阳、升降失调，寒热互结所致。

（7）中土阴虚。由于中土阴虚而“胃不和则寐不安”，多是由于胃病太久，内部燥热，损津耗液；或胃阴不足、津亏液少所致。

（8）中焦虚寒。由于中焦虚寒而“胃不和则寐不安”，多是由于身体中阳气不足，或食用生冷之物过多，干扰胃功能所致。

这些都是胃不和而造成的睡眠不良现象。要想有高质量的睡眠，保证我们的胃“舒适”也是很有必要的。

健康小贴士

不利于睡眠的食物

(1)油腻食物。油腻食物在胃中难以消化,会加重胃的负担,让神经中枢总处在工作状态,影响睡眠。

(2)产气食物。是指那些在消化过程中产气较多的食物,睡觉前,消化不完全的食物产生的气体会产生腹胀感,影响正常睡眠,如红薯、洋葱、玉米等。

(3)味重食物。大蒜、辣椒等辛辣、过咸的食物会造成胃部灼热、消化不良,从而影响睡眠。

(4)咖啡因等饮料。咖啡因能引起中枢神经兴奋,减少褪黑素的分泌,影响睡眠。

自然入睡,自然醒

很多人都会犯一个常识性错误,认为大脑就是人体的司令部,身体各个部位的各种活动都能够通过大脑的支配完成。那些睡眠状态不佳的人就会要求自己"赶快睡吧,什么也不许想了",有的人还会通过"数羊"的方法为自己催眠。依靠这种方法强迫自己入睡是不正确的,它会让大脑相应的兴奋状态进一步强化,生理上正常的睡眠需要更大的压制才能够进行,失眠者就会更加难以入睡,出现睡不着—苦恼—更加难以入睡的恶性循环。最后虽然会进入睡眠状态,却不是因为人的强迫睡着的,而是人体强烈的生理需要促使的。等到第二天起床,失眠者可能还会想:昨晚失眠了,今天的精神可能不佳,学习、工作的效率也不会太高,于是一脸疲惫,一身颓废地就出门了。这种消极的心理状态又会让人消极地对待一天的生活,等到晚上,一切的任务都结束的时候,失眠者又会对睡眠产生焦虑,引发又一次的失眠。

这种循环可能会持续几天、一周、一年,甚至更长的时间,直到你的心理状态调整过来为止。如果长期处于这种状态,会对我们的精神状态造成一定的影响,会对我们的工作、学习、社交等产生负面影响,使我们的生活出现"一团糟"的现象。

睡眠不足会导致记忆力下降,注意力不集中,身体疲乏无力,时间长了，还可能会造成精神类疾病。

其实，我们在睡觉的时候，完全不用主动控制自己的睡眠，应当从自己的生活习惯入手，让自己进入主动的睡眠状态。睡眠是人的一种正常的自然反应，我们只要将自己的生物钟调节好，正常的睡眠基本上就不成问题了。

不能熬夜，也不要强迫自己入睡。熬夜会扰乱我们的生物钟，白天时会让我们感到疲乏、困倦，打盹的时间很可能就会增多，从而影响正常的工作，如果午睡时间过长，就会造成失眠的现象。当然了，没有睡意的时候也不要强迫自己入睡，要顺其自然地睡，当你不控制自己的情绪和思维时，便很快就能睡着了。其实，每个人都会出现一两次睡眠不佳的状态，只要不是经常性的失眠，就不会对我们的身体造成影响。如果偶尔失眠了，我们可以听一些轻柔的音乐，同时放松我们的身体、大脑，可以起到促进睡眠的效果。还可以喝一杯热牛奶或喝一些其他促进睡眠的饮品，这些都能够让你尽快入睡。

再来说一下自然醒，很多人在冬天会有赖床的习惯。其实，这个习惯很不好，因为到了正常醒来的时间，我们还要继续拖延睡眠的话，就会让大脑做很多无谓的思考，从而加重我们大脑的负担，起床后会觉得昏昏沉沉的。此外，自然醒后一般都会产生饥饿感，如果因为赖床而不吃早饭，对我们的胃也会有一定的损伤。醒来后再睡"回笼觉"会让我们感觉浑身无力，还可能会影响到我们的食欲。

可能繁忙的工作，忘情的游戏，催人泪下的节目等让你无法保证按时睡眠、自然醒，你应当采取一些措施。

(1)定时。如果一旦醒来，就坚决不能够再睡回笼觉。

(2)阳光。早晨起床一定要拉开窗帘，让阳光照在身上，血清素在阳光的刺激下会加快身体的新陈代谢，能让你更快的清醒。

(3)声音。要经常设闹钟，选择舒缓、悦耳的声音来唤醒自己。

(4)深呼吸。起床以后，要多做几次深呼吸，可以让自己精神舒畅一些。

(5)香味。可以在家里多摆放一些香草植物，香味会刺激脑部，提高知觉能力，赶走睡意和疲劳感。

顺其自然地入睡，养成自然醒的好习惯，能让我们的精力更加充沛。

健康小贴士

太早醒来不太好

生活中有一些人经常会在凌晨1～3点醒来，而且头脑清醒，这种现象是不正常的，可能是患了“家族性睡眠提前综合征”。这种病症来源于一个突变的基因，虽然对人体的伤害不大，但会影响生活质量，如果发现应及时进行诊治。

保证舒适的睡眠环境

只有睡眠的环境达到使身体最舒适的状态，才能够让睡眠质量更有保障。

首先，要保证卧室的温度适宜。当我们进入睡眠状态时，周围的温度过低，或被子太单薄，就会被“冻醒”，或出现“抽筋”等现象，从而降低我们的睡眠质量。如果卧室的温度太高或被子太厚，就容易出汗、烦躁不安，也不利于睡眠。最佳的睡眠卧室温度应当控制在21～26摄氏度较好，在这种环境下能够睡得比较安稳，保证睡眠质量。平时与睡眠最直接相关的是我们被窝的温度，最适宜的被窝温度应当在32～34摄氏度，这个温度范围能让人睡得更踏实。此外，不同体质、皮肤和脂肪厚度等的人对冷热的感觉程度也不尽相同，所以卧室温度要根据个人情况而定，尽量让人感到舒适。

其次，要选择适合自己的床具。只有选择一套适合自己的优质的床具，才能获得良好的睡眠。选床时，床的宽度应为肩宽的2.5～3倍。床的种类繁多，比如木板床、藤床、水床、弹簧床、席梦思沙发床、竹床、土炕等，其中，木板床是最有利于睡眠又符合生理健康标准的床，而沙发床是最不符合生理要求的。睡眠时以床面柔软舒适而又不过度改变脊柱的生理曲度为宜。在硬床板上加一个5～10厘米的垫子，就是比较理想的睡床。

再说枕头，要选择高低、软硬适合自己的枕头。太高会阻碍头部的血液循环，造成脑缺血、打鼾、落枕等；太低又容易使头部充血，使眼睑和头部出现浮肿的现象。还有就是被子的挑选，尽量选择质轻、保温的被子，不要给自己的身体加重负担。如果因怕冷而盖上几床被子就会阻碍血液循环，可能会诱发心脑血管疾病。卧室装饰的颜色对人的睡眠也有一定影响，失眠者的卧室墙壁应以淡蓝色、浅绿色、白色为主，能够给失眠者宁静、优雅、舒适的感觉，可增强睡意。如果窗帘、壁画、床单、被罩等的颜色也能与墙壁接近就更好了。

睡眠的湿度也应适宜，相对湿度为60%～70%。室内使用空调、暖器、电热器等要注意保持适当的湿度，也可以在室内安装一台加湿器或在暖器上放一条湿毛巾。

另外，卧室的方向应当朝西或朝南，因为这两个方向阳光充足，空气流通好，能够在睡眠时为我们的大脑补充足够的氧气，保证舒适的睡眠。卧室的空间不宜太大，因为睡眠空间越小就越能让人有安全感和亲切感。卧室要保持整洁干净，以免招蚊虫鼠蚤，影响睡眠质量。

最后，要在黑暗的环境中睡眠。很多人，尤其是女孩子，有开灯入睡的习惯，这样做是不合理的。

黑暗能够创造良好的睡眠环境，能够帮助我们迅速地进入睡眠状态。而在强光下睡觉，会使我们的睡眠不安稳，浅睡期增多。此外，黑暗中的睡眠会显得安静得多，很多人在这种气氛下会有一种不受外界干扰的感觉，容易舒坦入睡。所以，床铺应当放置在幽暗的角落里，可以用屏风将床与活动场所隔开，窗帘也应当选择颜色较深的，有利于避光。睡觉时尽量将窗帘拉上，保证室内的暗效应。睡觉时灯光宜暗，上床后要将其熄灭。如果女生对黑暗的环境比较恐惧，可以点一支小蜡烛或将灯具定时。

总之，睡眠的环境对睡眠的质量起着决定性作用，应当将周围的环境都布置到位，从而帮助我们更快地进入睡眠状态，使人睡得更加安稳。

健康小贴士

什么是深度睡眠

深度睡眠是睡眠的一个重要部分，大约占整个睡眠时间的1/4，也被称为“黄金睡眠”。人的睡眠有五六个周期，每个周期为1～1.5小时。研究表明，55%的睡眠时间为浅睡期和轻睡期，对缓解疲劳的作用不大，而进入深睡眠状态的中睡期、深睡期和快速眼动睡眠期对缓解疲劳作用较大。因为深度睡眠时，大脑的皮层细胞处于充分休息的状态，对于清除疲劳、恢复精力、增强免疫力等作用很大。

抽出时间闭目养神

闭目养神对身体健康大有益处。现代医学认为,闭目养神是人体“健康充电”的一种形式。此时,精神上能够完全放松,会导致机体上的一系列生理变化,脑电波会变得有节律,能量消耗减少,心跳、呼吸频率减慢,肌肉也会放松下来,氧的消耗量减少,微循环得到一定的改善,脑的血流量增加,血压下降,血液中作为疲劳生成素的乳酸盐也会跟着降低。闭目养神后,大脑皮层生成大面积的电波,会促使颅脑分泌令人愉悦的物质,使人产生快感。

睡觉时,如果一时睡不着,也可以进行闭目养神,以静其心。闭目养神的同时,如果练眼功,则能很好地改善头晕眼花、视物模糊、眼角干涩等症状。

闭目养神对于养生意义重大,适合中老年朋友的闭目养神法主要有以下几种。

(1)闭目静心。日常事务繁忙,经常头晕、头痛、四肢乏力,找一个安静的角落,正襟危坐,闭上双眼,调匀呼吸,意守丹田。过一会儿,便能感觉到心气平和,烦闷、疲乏渐渐消失。

(2)闭目静息。老年人的睡眠一般都不是很好,此时千万不要心烦意乱,应该闭目养神,以静其心,即使仍不能入睡,静息也可以起到养生的效果。

(3)闭目消食。饭后静坐10~30分钟,然后再去做其他事情,对人的肝脏有保养作用,对于患有肝病的人来说,更是非常必要的。

(4)闭目卧思。即卧而不寐、闭目遐想。在这种思维状态下,大脑能够排除外界的干扰,利用大脑充血充氧,能够促进大脑细胞最大限度地发挥作用,提高思维的深度和广度。

(5)闭目行悦。在忧郁悲伤时,闭目抬头,想象着天空的广阔、大海的蔚蓝,顿时就会觉得精神振奋,有种如释重负的感觉;或静静地站在高处,闭目俯视,也会感觉到心旷神怡。人本身就犹如沧海一粟,什么忧伤、悲痛都瞬间显得微不足道，无非是庸人自扰之。达到如此境界，就会豁然开朗。

(6)闭目养气。“气”指的是心气儿，是一种精神状态，长寿的动力。上了年纪的人经常会感觉气力不足，尤其是有呼吸道疾病的人，可闭目养气，以补充元气。

(7)闭目赏乐。一些人在听歌曲或戏曲时经常会闭上眼睛，优美的旋律能够增进大脑的活动，同时调节中枢神经系统功能，令人心旷神怡。

(8)闭目解乏。当我们做一些事情感到疲乏的时候，应该闭目静养片刻，对迅速恢复精力和养生保健意义重大。

(9)闭目释烦。闭上眼睛不但可以养目，还能静心。遇到嘈杂的，自己不愿看到的场面，又不能避开，此时闭目静养，能够洗目清心、消除烦扰。

(10)闭目养阳。在阳光强度适中的地方进行闭目静心，是养生的妙法。

(11)闭目动形。找一处清静之地，放松全身，双目微闭，用尽可能慢的动作打一套太极拳，能够充分体会太极的精华，获得意想不到的收获。

(12)闭目强记。老年人经常会对某件事、某个人暂时性失忆，此时不妨闭目静养几分钟，放松全身，让心静下来，可能会有种豁然开朗的感觉。

(13)闭目神游。静坐闭目，让思想畅游，能够有利于身心健康。

(14)闭目降气。遇到气愤的事情时，会感到暴躁难耐，应理智地离开现场，闭目思量，同时用双手食指轻轻压在眼睑上，轻柔至眼珠发胀，会感觉到胸口的闷塞顿开。

健康小贴士

闭目养神应注意的事项

闭目养神虽然对我们的身心有很多益处，但并不是任何时间都适合进行闭目养神的。乘坐汽车时，很多人都会有闭目养神的习惯，这种做法很危险。汽车在行驶的过程中启动、刹车、加速十分频繁。人在清醒的状态时，如果出现意外，能够立刻做出反应，但闭目养神时，却很难及时对危险做出评估，也很难及时做出反应，发生危险的概率就会增大。

睡前心境要平和

我们的睡眠健康与否与我们个人的心态有着密切的关系，心态能够起到一定的调节作用，让我们更好地进入睡眠状态。

很多时候睡前的情绪波动让我们很难入睡。有些人在面对大的惊喜时很难入睡，比如结婚，似乎每个女孩子在面对这个由女孩过渡到女人的大事时都会难以入睡，整天都会处于一种极度兴奋的状态；再比如大悲、抑郁、焦虑、不安，都会让自己整夜难眠，事情纠结于心，放不下，又难有挽回的地步，自己就会陷入悲痛与苦想之中，难以自拔，整夜都会难以进入睡眠状态。

心境是否平稳，心内是否有杂念，对于我们的睡眠质量的影响是很大的。可能有时候我们能够进行睡眠，可在心境处于强烈期盼，内心波动太大时，入睡会很轻，稍有动静就会醒来。就算是熟睡，也会在梦中看到自己所期盼的场面，梦得很长或梦境让人感觉很累，有时候甚至梦境中也会悲伤或兴奋，让自己整夜的情绪都被调动起来，甚至有些人会出现梦醒之后脸上还有泪水的情况。这种睡前心里的波动对梦境的影响也会使我们的睡眠质量下降。

大喜，会让人兴奋得难以入睡，可能就一个“喜”字，就让你对未来充满希望，向往着未来的样子，想象着以后的生活，越想越兴奋，越想越激动，那还怎么能睡得着啊。大脑处于一种兴奋状态，促进睡眠的激素分泌的量就会减少，人也会越来越亢奋，更加难以入睡。“兴奋一晚上”这句话我们太熟悉了，这绝对不是夸张，真的可能存在这种情况，只是依事件的兴奋度而定。

再说大悲，如果悲伤能解决问题还好，我们也值得悲伤一夜，可是悲伤什么事都解决不了。在大悲时，有可能会想这种事怎么可能发生在自己身上，为什么上天会如此不公平，怎样才能把事情做得更加完美……想来想去，可能就会钻牛角尖，辗转反侧，难以入睡，这种烦闷、愁苦、思绪不断的状态也可能会让人失眠，甚至是一夜无眠。

还有就是心里有事的时候会难以入睡，有心事，就会一直琢磨这件事的好与坏、利与弊、成与败等。就比如刚刚进入情感萌动期的少男少女，也会有无眠之夜，总在想着自己在对方心里的形象、位置等，不过这种心事不太可能让我们一夜无眠。有些事，已经纠结很久，谈不上大喜大悲，但确实是自己想不明白或想明白却解决不了的事情，等到夜深人静的时候就会无休止地思考这些事情，绞尽脑汁，弄得自己筋疲力尽，整夜无眠。

对黑暗的恐惧，害怕噩梦，怕早上迟到等都会让我们睡得不踏实、睡得过晚，从而影响睡眠的质量。

最后说一下大怒，“气得睡不着觉”这句话大家一定很熟悉，怎么会气得睡不着呢？当我们大发脾气之后，会感到浑身燥热，整个人处于一种亢奋的状态，大脑思绪很乱，头脑不清醒，而且还不停地胡乱思考。可能此时躺在床上，也会继续生气，还会想着让自己生气的事，有时会越想越气，越生气心跳就会越迅速，呼吸也会跟着急促起来，思绪也就会越乱，就更加难以入睡。

所以，我们在进入睡眠之前，一定要把握好自己的心境，让自己的心平静下来，才能更加迅速地进入睡眠，睡得更踏实。

健康小贴士

睡前除暴躁

有些人在睡觉前常因为一些小事而乱发脾气，却不知道这样很伤肝脏。解决这个问题最好的办法就是按摩位于第一、第二跖骨结合部位前的凹陷处的太冲穴，按摩这个穴位，能够疏肝解郁、调理气血。

睡眠要充足

要保证我们的身体健康，充足的睡眠是很重要的。虽然偶尔的失眠并不会对我们的身体产生什么影响，但长期处于睡眠不足的状态，就会对人体造成多方面的伤害。

睡眠能够帮助我们的大脑对事物或事情有深刻的记忆。我们可能有这样的体会，睡眠充足的情况下去参加考试，肯定会比复习好就立刻去参加考试的效果要好很多。人在清醒的时候解决问题的能力也要比平时高一些，大脑会处于工作效率很高的一个状态。

如果长期处于睡眠不足的状态，就会刺激肾上腺分泌更多的肾上腺皮质激素，这种激素过多会导致人的腹部脂肪堆积过多，而且还会加重白天的疲劳感，可能会出现“打盹”的现象。如果是平常人可能危害不明显，如果是司机，那后果就不堪设想了，每年的交通事故中，由于“打盹”造成死亡的不在少数。

睡眠不足还会导致人的情绪向不良的方向发展，比如易怒、烦躁不安，头脑混乱，承受能力下降等。当人处于疲惫状态时，很难心平气和地与身边的人进行沟通，很可能会在此时产生摩擦，进而影响一天的心情。如果长期这样下去，还有可能会产生抑郁症。

睡眠不足是造成高血压和心律不齐的因素之一。睡眠不足的人，免疫力也会降低，就容易患各种疾病。迄今为止，我们都还在延续日出而作、日落而息的作息习惯。白天以交感神经活动和新陈代谢异化作用为主；夜间则以副交感神经和机体的同化作用为主。所以，睡眠不足会使机体的节律发生紊乱，进而出现口臭咽干、口角生疮、食欲下降、烦躁易怒、精神不集中等现象。

人体在白天从事各种工作，消耗掉体内的大量能量和营养物质，等到夜间睡眠时又会及时补充这些能量和营养。如果睡眠不足，机体的营养和能量供应就会出现不足，进而影响第二天的工作和学习。

睡眠不足对我们身体的危害还有很多，充足的睡眠对于我们身体各个部位的修复和功能的维持都是至关重要的。就比如很多人都坐过火车，如果我们是白天坐火车，坐八九个小时没有入睡，可能只是感觉浑身疲乏，如果窗外的风景比较好，饮食也比较合理，可能那种疲乏感在下车一两个小时之后就能够恢复过来。如果我们是夜间坐车，即使坐上五六个小时，中途小睡一会儿，可能也会觉得很难忍受吧，不仅会觉得浑身疲乏，还可能会有大脑一片空白的感觉，精神涣散，有时甚至会出现恶心的现象。如果是夏天开着空调，坐夜车的人还可能会出现感冒、腹泻等症状。这就是睡眠的重要性，白天需要睡眠的时间比较短，对我们的正常的生理反应可能影响不大，但是夜间是我们正常的睡眠时间，时间比较长，如果我们睡眠不充足，不良反应就有可能在各个方面表现出来。

要改变睡眠不足的现象，就要从良好的作息习惯做起，不要经常熬夜，要保持室内的环境良好，睡觉前千万不能喝茶和咖啡，也不要用酒精来催眠。午后小睡能够提高我们的工作效率，但千万不能过长，否则夜晚便会很难入睡。

健康小贴士

睡眠中出现的病症

（1）多眠症，主要表现为白天瞌睡过多，或晚上睡眠过长。患者睡眠时心率不减慢，说明睡眠时得不到充分的休息。这种病多属遗传，与下丘脑功能障碍有关。肥胖、呼吸不足、食欲亢进的患者也容易患多眠症。

（2）发作性睡眠症，这类患者经常会突然入睡，不受自身控制，持续时间较短，大概只有几秒到几分钟，多属先天疾病。

（3）梦游，此症多发生在睡眠周期的第 3 期、第 4 期，这个周期是回忆能力最低的时期。梦游时大脑的反应能力和警觉性都会下降，在行动上也不是很协调。

（4）遗尿症，多发生在睡眠的 1/3 时期，这种病可以用药物进行控制。

安眠药不是你的“救命稻草”

很多人对高质量的睡眠并不是很了解，下面来给大家提供一下标准。

（1）入睡快，10 分钟左右就能够进入睡眠状态。

（2）睡眠深，呼吸深长而且不容易被吵醒。

（3）不起夜或很少起夜，也没有惊梦现象，醒来后很快就会忘记梦境。

（4）起床快，而且早起后精神好。

（5）白天头脑清醒，工作效率高，没有困倦感。

如果你的睡眠达到这个标准，就说明你的睡眠质量已经很高了。不要因为睡眠稍微出现一些问题就惊慌不已，就立刻服用安眠药，一两次的失眠并不会对身体造成什么伤害，即便是长期的失眠也不应该用安眠药来解决问题。几乎一半以上的失眠患者是由于焦虑症、抑郁症所致，而剩余的失眠患者可能是由于甲亢、冠心病、药物、呼吸暂停综合征等引起的，而真正的原发性失眠只占很小的一部分。所以，只靠安眠药而不根治失眠是不科学的。

目前，能够治疗睡眠的药物大体分为三种：成瘾性、长效、短效。其中,成瘾性和长效安眠药都存在着健康隐患,而短效安眠药半衰期在5小时以内,对人的身体健康几乎没有伤害。现在所使用的安定类药物,通过现代技术手段构造分子结构,药性十分强大,应用的范围也在扩大,不良反应也相应增强。个别人服用安定类药物后还可能会产生相反的作用,如有人服用安定类药物后不但不能够快速进入睡眠状态,反而会出现兴奋、多语、睡眠障碍、幻觉等症状,甚至引发更严重的药物性失眠。

对人体损害最大的催眠药物是镇静类药物,此类药物一旦服用,便很难从体内排出,要经过肝脏解毒,然后由肾脏排出。这样一来,就会加重肝肾的负担,甚至导致肝肾中毒,影响其功能,所以肝肾功能不全的人要慎重服用这类药。

要尽量降低对安眠药产生依赖的可能性,下面是几点服药原则。

(1)要按最低剂量来服药,两三个星期之后就要停止服用,最多不能超过4个星期。

(2)要间歇性服药,当出现连续几天都有失眠的现象时才能出此下策,切忌连续服用。

(3)药物的剂量要按医生的指导来服用,不能自行增加剂量,要选择半衰期短的药物。

俗话说得好,“是药三分毒”,将睡眠希望全部寄托在药物上是很不科学的。当今社会,失眠是一种常见病、高发病。多数失眠可以通过自我调理就能够得到改善。

失眠时得不要过分担心,要用平常心来看待,否则越是紧张就越难以入睡。要找准失眠的原因,对于那些由疾病引起的失眠症状要及时就医,不能够总将失眠当成小事而耽误了治疗的最佳时机。总之,睡眠的治疗也是要“治本”的,要从身体和心理两方面来对失眠现象进行调整、治疗,才能够保证更高质量的睡眠。因此,不要将安眠类药物当成自己的“救命稻草”,这不光解决不了失眠的问题,还会对我们身体的其他部位造成损害。不到万不得已时,就不要求助安眠药,应通过饮食、作息、心理等方面进行调整,使自己尽快进入安静、平和的状态,才能够更快地进入睡眠状态。

健康小贴士

安眠药物简介

临床上最早用于治疗失眠的安眠药以巴比妥类为主。这种药物可以直接阻挡外界的各种刺激传入我们的大脑神经中枢，使没有获得刺激的神经细胞被抑制并进入睡眠状态。其原理就是通过抑制神经系统来引起类似生理性的睡眠催人入睡，其不良反应比较大，服用后会出现多种不适症状而且不安全。因此，多数医生会给病人开一些安定类药物。

早期的安定类药物品种单一，不良反应比较小，主要用于安定神经而并非催眠。治疗失眠一般用安定代替安眠药。安定有镇定、镇静的作用，又称“镇定药”，这类药与催眠药相似，只是程度上有区别。因此，药理学上将催眠与镇静归为一类。

分段睡眠也养生

我们在前面提到每天超过 8 小时的睡眠对我们的健康会有一定的危害，而且也强调了“子午觉”的重要性。在这里还要向大家介绍一下“分段睡眠”。

对于“分段睡眠”这个词，大家可能并不熟悉。其实，这种睡眠方法是画坛泰斗达·芬奇最先实行的。达·芬奇是个惜时如金的人，因此创造了分段睡眠的方法。这种方法是硬性地规律睡眠的方法，每工作 4 小时睡 15 分钟，这样一昼夜的睡眠时间加起来只有 1.5 小时，从而获得了更多的工作时间。但是，5 个月后他感到非常困倦，只好恢复了连睡 4 小时的习惯，这样就保证了在头脑最清醒的时候工作效率达到最高。

你可能会质疑这种睡眠的质量，为什么原本整个晚上的睡眠可以分割成几段来完成呢？其实这个问题并不难解释，前面我们也提到了睡眠是有周期的，而且分为深度睡眠和浅睡眠两种。我们在进行睡眠时，是深度睡眠和浅睡眠反复交替进行的，直到醒来。睡眠的前半段多为深度睡眠，后半段多为浅睡眠，人在长时间的睡眠情况下，深睡眠是不增加的，只是延长了浅睡眠的时间。那些能够迅速进入深度睡眠的人即使浅睡眠时间少一些，也不会有什么影响。相反，只是延长了浅睡眠，而深睡眠并未得到改善，那么睡眠质量也不高，醒来后还会觉得疲乏。

一些国家对达·芬奇的分段睡眠法进行了研究，发现每天可以睡3次觉，即午饭后小睡一会儿，晚饭后打个盹，之后迅速进入正式睡眠。这种睡眠法如何保证睡眠质量呢？其实这个原因很简单，很多人可能都会有这样的经历，感觉到特别累的时候，打个盹便会觉得精神百倍，即使晚上少睡两个小时也不会觉得困倦。而且一个人在一天的思维、感觉、反应中消耗掉的脑细胞中的关键能量，要通过酣畅的熟睡才能够得到充分补充。由此看出，少眠者更容易出现熟睡的现象，这种睡眠的时间可能很短，但是能够维持人体正常机能的运转；相反，多眠者容易出现浅睡眠和睡眠中途醒来造成睡眠质量下降。所以说，睡眠时间长短是次要的，关键在于睡眠的质量是否提升上去了。

我们可能会有这样的感觉，有成就的人虽然睡眠时间很少，应酬很多，但是他们能够很快地进入睡眠状态，睡眠质量比较高，因此精力旺盛；相反，那些有挫折感、心事重重的人会在床上辗转反侧，真正熟睡的时间很短，醒来后自然就会出现疲惫感。

其实，一次睡5小时就能够让你享受最大的益处了，睡更多的时间就是浪费了。那些需要更多睡眠的人可以进行2小时的小睡，而其他人进行一次4小时的睡眠再加上两次小睡便会极为有利，身体只要花现在一半的睡眠时间就能够恢复。另外，活动8～10小时会比不活动8～10小时的精神要振作和高效得多。

你要学会训练你的意识，让它去遵循某些对它来说并不一定自然的模式，这些模式会增强醒时与睡时对自己的陌生感。你在某种程度是以“暗示”迷惑了身体，让它认为它必须一次睡多少个小时。而对于动物来说，累了就睡，以自然的方式醒来。

如果能够改变不良的睡眠模式，你的身体就会更加健康。照规定的小睡模式，加起来睡6～8小时就足够了。经过短时间分段睡眠，你就会发现自己其实并不需要那么多的睡眠时间，而肉体的、精神的与心灵的系统，都能够在这种睡眠中获益。醒与睡之间的分界也变得不那么严格了，肉体和精神的工作会变得轻松些，而身体在固定的时间也能够获得休息与更新。这特定的时间表对于那些患精神分裂症的人也有一定的帮助，一般而言，对于那些出现沮丧问题的人，或精神不安定的人也都会有帮助。

通过分段睡眠的利用，你的时间观念也不再那么强烈和死板了，创造能力也会显现出来，失眠问题也能够克服。

睡眠后起来应该吃点水果或点心。这种进食和睡眠的方法能够在一定程度上改善各种新陈代谢问题，对于心理能力的发展也会有帮助。

当然了，睡眠的时间也要因人而异，分段睡眠虽然能够有效地提高人的睡眠质量，节省睡眠时间，让我们有更多的时间去做其他事情，但是这种睡眠方法并不适合所有人，要依个人情况而定。

分段睡眠的原理：只要能消除疲劳和恢复精力，适当地减少或增加睡眠时间都是无可非议的。如果你觉得这种方法适合自己的话，在你忙得不可开交的时候不妨试一试。

第六章

机体内的垃圾一定要及时排除

学会排查身体的中毒信号

身体中毒有两条途径：一是吸入大气、水中的污染物，如吸入铅、铝、汞等重金属；二是食物在体内代谢产生废物，如自由基、吲哚、硫化氢等。

日常生活中，毒素会不断地在体内积累，达到一定的程度，机体就会发出各种预警信号，提醒身体注意。为了防止身体中毒，一定要及时了解我们身体的中毒信号，然后及时清除体内的毒素。

信号一：头痛

人体出现急、慢性中毒或急性感染等，就会出现头痛症状，这是由于毒素侵犯神经引起的；高血压也可能会导致头痛，这与血液中的二氧化碳的积累有关；脑炎、脑膜炎等感染会侵入颅内，从而引起头痛。

信号二：便秘

目前，便秘现象越来越普遍。中医认为，大便不畅即为“秘”，不管大便是干是稀，三天之内不排便就是便秘。短期的便秘预示着肠道健康出现了问题，如果是长期便秘，说明肠道健康已受到了严重威胁，会引起腹胀、口臭，食欲下降，易怒等，时间久了，还会出现肥胖、皮肤老化、贫血、肛裂、痔疮等。

信号三：肥胖

肥胖是体内脂肪积累过多造成的。当我们的身体摄入的食物热量超出体内的消耗量时，多余的热量就会转化成脂肪在组织下储存起来，从而导致肥胖。体内的毒素过量，就会阻碍正常的排泄功能，进而造成肥胖。

信号四：放臭屁

大家都知道，吃的越香，放的屁就会越臭。但如果我们吃的只是些稀粥烂饭、青菜清汤，这种现象就会减少。如果屁多且气味难闻，就说明高蛋白饮食过多，导致肠胃负担太重，应及时减少油腻和高蛋白饮食，多吃些蔬菜，以防肠胃疾病的发生。

信号五：出现色斑

皮肤是人体最大的器官，是体内排毒的重要途径。如果皮肤经常出现问题，则说明肝脏、肾脏的工作超负荷了。如皮肤粗糙，是由于血液酸性增高造成的。我们日常饮食中，鱼、肉、蛋、禽等属于酸性物质，容易增加体内乳酸、尿酸的含量，会侵蚀我们的敏感表皮细胞，使其失去细腻性和弹性。痔疮是由于皮脂增多、排脂受限或细菌感染引起的，如果我们食用过多的脂肪，糖类，辛辣刺激食物，就会导致皮脂腺的分泌出现异常，从而使病情恶化。酒渣鼻是由寄生螨虫引起的，此外，还与胃肠功能紊乱、情绪波动大、压力过大、内分泌紊乱、酗酒过度、辛辣食物摄取过量等有关。白癜风是机体内的某些代谢产物对黑色素细胞产生毒性作用引起的。

信号六：抵抗力下降

如果经常疲惫、无精打采，或经常感冒发烧，易出汗，出现手心、脚心潮湿的现象，则说明体内毒素增多，加重了身体各个器官和系统的负担，导致人体抵抗力下降。

信号七：癌症、肿瘤

患这类疾病的人中，1/3左右的人是由于饮食不当或烹饪方法不当而患病，例如食用含亚硝胺残留过多的农副产品，经常吸烟喝酒，经常食用烧烤煎炸类食物等。而其余的患者产生这类疾病则是由于环境的污染所致，有些人看起来身强力壮，但很可能由于身体内的毒素过量而引起各种疾病。

信号八：烦躁、昏迷

我们体内的毒素如果过量，器官压力过大，体循环不畅，都会使我们体内的供血不足，进而影响我们大脑的正常工作，导致情绪和精神方面的问题。

因此，我们要想提高自己的身体素质，预防疾病，排查身体的中毒信号是最根本的方法。只有及时排除体内的毒素，最大限度地降低毒素在体内的积累，减少其对人体的侵害，才能够保证身体的健康。还要从日常的饮食习惯中多加注意，合理的饮食习惯能够减少体内毒素的积累。

健康小贴士

哪类人体内易堆积毒素

(1)摄入蔬菜水果比较少的人。

(2)几乎不食用酸奶,海藻类,洋葱等食品的人。

(3)用茶和咖啡代替白开水的人。

(4)经常吃洋快餐的人。

(5)生活没有规律,经常熬夜的人。

(6)常坐办公室或在校学习,缺乏体育锻炼的人。

(7)工作或学习压力大,心情郁闷的人。

为自己制订身体排毒计划

人体内的毒素是时刻存在的,毒素的量也在不停地变化,这些毒素有的来自于人体的代谢副产物,有的来自于外界环境。

我们人体自身就配备着一套排毒的机制:皮肤、肠道、肾脏、肺脏等,它们能够自行将体内的一些毒素排出体外,比如我们流汗、呼吸、排泄等,都是身体在进行排毒的表现。

既然我们的身体能够自行排毒,为什么还要制订排毒计划呢?其实,这与我们的现代生活有关,随着时代的进步,科技的发展,环境变得日益恶劣,我们吸入的空气、喝的水都可能存在有毒物质。我们生活和工作的环境,让我们接收到太多的辐射,吃的食物中添加剂的种类和数量又太多,工作上的压力也很大,造成体内的毒素过量,光靠自身的机制根本无法应付。

很多年轻人认为没病就是健康,其实多数人都处于"亚健康"状态。亚健康不是真正意义上的健康,它只是表面健康的一种状态,真正的健康是生理、心理、社会适应性三方面同时达到标准。当我们体内的毒素"超负荷"时,身体就会出现这样或那样的不适,排毒计划就显得尤为重要。

1. 要多喝水

每天大量喝水有助于体内毒素的排出,时间长了,我们能够看出皮肤较原来有光泽。

2. 经常泡澡

热水澡有助于促进血液循环，流汗能够加速体内的代谢活动，从而及时排出毒素。

3. 多吃益生菌

益生菌能够补充肠道中所需要的菌类，能够净化肠道。

4. 改变饮食习惯

用天然食品代替精加工过的食品，多吃新鲜水果，少吃刺激性、油腻性的食物，多喝白开水，少喝其他饮料。

5. 按摩利于身体排毒

通过按摩，能够调动皮下多余的脂肪，脏器也能够得到滋养和激发。我们的身体畅通、协调了，毒素自然就会从体内排出。

6. 节食清肠利于排毒

我们可以在双休日减少一餐或一荤，并且增加睡眠，让肠胃得到充分的休息，从而达到排毒的目的。

7. 戒烟

戒烟是帮助烟民排毒的有效手段，烟草中的尼古丁对人的神经系统、心脏血管系统的毒性是非常明显的，烟民戒掉烟草就是进行排毒的良方。

认真、全面地实行排毒计划，才能够提高我们的健康水平。一个人经过全面排毒后，身体就会倍感轻盈。精神焕发了，工作更加积极向上，心情变得更加愉快，身体的抵抗力自然也就提高了。

排毒计划里面提到的排毒都是通过饮食或自身活动来完成的，是自然、科学的方法。但是，很多人选择药物排毒、洗肠排毒等，要知道"是药三分毒"，市场上销售的排毒药物大都有轻泻的成分，盲目吃这些产品会使肠道功能紊乱，导致不能正常排便。再说一下洗肠，这种方法会使肠道中的矿物质大量损失，导致养分减少，四肢无力、虚脱等，甚至还会影响我们肾脏的正常运作，导致肾衰竭。

我们不能盲目地排毒，一定要制订合理的排毒计划，尽量采用自然的排毒方法。如果一定要通过药物排毒，也要先弄清楚药物的成分，如果成分中添加了化学防腐剂，色素、香精等添加剂，最好不要选择，这些物质不但不能够帮助身体排毒，反而会在身体里聚集起来。除非特殊情况，否则最好不要进行强制排毒。

良好的排毒计划能够让人远离亚健康状态，及时排出我们体内积累的毒素，使我们的身体各个部分运转得更加畅通、顺利，从而把我们的健康水平提升得更高。

健康小贴士

小方法清除体内毒素

(1)主动咳嗽法。空气中的粉尘、金属微粒等有毒有害物质，会通过呼吸道进入我们的体内，损害我们的肺脏，然后通过血液循环进入到全身各处。我们到室外空气清新的地方做呼吸运动，深吸气然后缓慢抬起双臂，进行主动咳嗽，让气流从口、鼻中呼出，咳出痰液。

(2)饮水冲洗法。排便的时间要固定，减少其在肠道中停留的时间，能够及时排除粪便中的毒素。早晨起床时要先喝一杯温开水，有利于大便的顺畅，同时还能够及时将体内的毒素通过尿液排出体外。

(3)汗排法。皮肤也是排毒的通道，主要方式就是汗排法，我们可以多运动，让毒素随着汗液排出体外。

规定每周一个排毒日

我们身体内的毒素是会逐渐积累的，如果说每天排毒对于大家来说有些困难，而且每天的时间安排紧迫，刻意拿出时间进行排毒似乎是不可能的，不如利用星期天来进行一次全面的排毒，每周给自己安排一个排毒日，这对于我们的身体健康是至关重要的。在这一天，我们可以不摄取任何食物，只喝一些白开水，对肠道内的毒素进行清除，将我们肠道内的毒素随着尿液排出体外。当然了，对于大多数人来说，这样做似乎有些苛刻，很多人都很难做到一天不进食。那就再来推荐一下其他的方法。

我们可以在这一天进食一些有排毒功效的水果和蔬菜，然后进行一些体育锻炼，补充好睡眠。当然了，即使是这样的饮食，在时间上也要安排好，食物的种类也要安排得当，尽量选择具有排毒功能的食品，搭配也要合理。

一周中，选择其中一天进行排毒是很必要的。排毒的日期尽量安排均匀，比如这周是周六实行排毒计划，下周最好也安排在周六，这样排毒的时间相差均匀，就会很少出现这次排毒彻底，下次排毒效果不明显的现象。

一周当中的前几天，我们可能在饮食上不是很合理，而且我们的工作也可能很繁忙，压力也会导致我们体内的毒素增加。我们如果只是放任这种现象，不去安排定期的排毒计划，要么一味大吃大喝，不加节制；要么闷在家中看电视、玩游戏等。这样放任自己的习惯只会让我们的双休更加无聊和疲惫，会觉得一天都不在状态，提不起精神。在这种情况下，我们一周的毒素得不到清理，在体内淤积过多，时间久了，就会感觉到身体各个部位的不适，精神涣散，注意力不集中，记忆力下降等，甚至还会导致各种疾病。

很多人都会有这样的体会，周六、周日在家居然会觉得比上班还累，现代人在这个飞速发展的社会里忘记了如何放松，如何来增强自己的身体素质。一周当中的排毒日正好让我们充分地将星期天利用起来，从精神和身体上放松自己，在安排一天的饮食和运动的同时，体会那种获得健康的快乐。生鲜果蔬能够愉悦人的心情，这一天大家一定要多吃一些，尽量不摄取或少摄取那些油腻或含糖量很高的食物，以清淡饮食为主，能够更好地帮助身体排毒。再安排几项愉悦身心的运动，比如打羽毛球、乒乓球，散步，慢跑，练瑜伽，跳交际舞等，这些运动既提高了自己的身体素质，又能够让人在运动中体会快乐，让我们大家从身心上贴近自然，贴近生活，达到享受的境界。

将排毒日安排在双休日，我们能够更加充分地进行排毒，排毒行程也会安排得更加妥当。这期间不管你是通过禁食，还是通过合理饮食来进行排毒，都能够达到很好的效果。

一周只选择一天，大家一定要有耐心坚持下来，也许只是因为我们把这一天的排毒做到位了，就可以避免很多疾病。

健康小贴士

禁食排毒的注意事项

(1)禁食时可以饮水或饮活性果蔬汁,能够避免毒素排出过快,引起身体不适,果蔬汁还能够为机体提供各种营养物质。禁食后要养成良好的饮食习惯,多吃生鲜果蔬,给机体增加活力。

(2)禁食的时间最好不要超过3天,还要在专业人士的指导下进行。有些人是不适合禁食排毒法的,比如老人、儿童,低血糖患者,哺乳期或孕期妇女等。

(3)准备禁食的前一天最好只吃生鲜果蔬,这样可以更好地适应禁食。

(4)禁食过后不能立刻吃熟食,否则会导致禁食的效果不明显。

(5)禁食后切忌暴饮暴食,应当少吃多餐,以免破坏我们的胃肠道功能。

(6)如果禁食中出现不适,要立即停止禁食,以免对我们的身体造成危害。

(7)禁食时,所喝的果蔬汁最好是绿色食品或有机食品,防止果蔬中的农药或果汁中含添加剂,又一次将毒素积累在我们的体内。

(8)禁食要连续地、阶段性地进行,如果只是偶尔进行一次,效果不会显著,进行中会感到很困难。

推荐一日排毒法

既然我们前面提到了要每周安排出一天时间进行排毒,那这一天之内具体的排毒事项都有哪些呢?下面给大家推荐一些一日排毒的方法。

(1)在排毒日,我们要远离那些对健康不利的食物,如咖啡、油炸食品、烧烤等。尽量不要食用那些高营养、油腻、含糖量高的食物,如鱼、肉、蛋、奶、家禽、海鲜、糖等。辛辣刺激的食物也要少吃,如辣椒、芥末等。那些嗜好性的东西也尽量远离,如烟、酒、碳酸饮料等。要多吃一些对排毒有益的食物,如绿色食品标志的果蔬、藻类、粗粮等。

(2)对于排毒食物的分配要合理,最好坚持一日三餐的餐次习惯,可以适当地在每餐之中加一两个水果作为加餐,适时地吃适当的食物,才更有利于排毒。

(3)要适当地进行一些运动,比如早起可以散步,在一天的合理饮食之后,晚上还可以练瑜伽活动筋骨,愉悦身心,从而达到排毒的效果。

(4)晚上可以好好地泡个热水澡,既能够放松身心,又有利于毒素的排出。

(5)早晚的时间我们还可以对身体进行排毒按摩,促进身体的排毒。如肝脏按摩,能够促进肝脏的净化排毒。

(6)三餐的饮食最好用生鲜果蔬代替,可以适当地喝一些无糖豆浆、鲜榨果汁等。

当然了,除了通过这种方法进行一日排毒,我们还可以选择禁食法。很多人听到“禁食”二字可能会觉得不可思议,有研究表明,适当地禁食能够排毒减肥,预防心脏病等。

我们平日里吃吃睡睡,身体各个器官都在不停地运转。如果我们摄入的食物过量的话还可能会加重我们的胃肠负担,适当的禁食,就会为我们的胃肠“减负”。在禁食的过程中要喝些白开水,我们胃肠中的毒素能够充分融入水中,然后随尿液排出。

禁食的前一天最好只吃蔬菜和水果,让我们对禁食更容易适应;禁食后不能吃太多的食物,要少食多餐,慢慢地从禁食中适应过来。我们可以从早起开始适应禁食,洗漱过后先喝一杯白开水,然后转移自己的注意力,如听音乐、看电视、做家务、看书等,尽量进行体能消耗比较低的项目。

只要有饥饿感,就喝一杯白开水,如果实在忍不住,就安安静静地坐着或躺着,什么也不想,让自己慢慢地放松下来。等到中午时,我们可以进行午睡,午睡过后,出去散散步或找朋友闲聊,千万不能出去逛街,否则可能会抵制不住街边小吃的诱惑。等到晚上,就继续喝水,然后洗澡、做面膜、整理衣服等,一直等到自己有睡意的时候,一天的禁食计划就算完成了。

我们通过这两种方法能够达到一天排毒的效果,但是大家要注意,这种一天排毒的方法是一段时间的排毒,要定期进行,不能经常性地进行,否则可能会造成营养不良,要有规律地一周或一个月进行一次就可以了。

一日排毒能够很好地排出体内积累的毒素,让我们的身体更加健康。

健康小贴士

一天的排毒餐

（1）早餐。我们可以喝一杯不加糖的豆浆或脱脂的纯牛奶，同时吃几片全麦吐司，既能够增加我们的饱腹感，还可以为我们提供丰富的矿物质和维生素。如果觉得吃起来比较单调，我们还可以再加一根黄瓜，能够起到减肥的效果。

（2）中餐。拌豆腐、炒绿豆芽、米饭。豆腐的营养价值高，矿物质含量也高，还能够让人产生饱腹感；豆芽水分多、热量少；饭后再加一个生番茄，营养更加均衡。

（3）晚餐。素炒西葫芦、冬瓜汤、黄瓜拌腐竹、绿豆粥一碗。西葫芦有调节人体代谢功能，有减肥、抗癌的功效；冬瓜的热量低，能够起到清热利尿的作用；腐竹拌黄瓜清爽可口，热量低，还易使人产生饱腹感；绿豆粥能够清热解暑、利尿。

另外，大家注意，如果午餐和晚餐的时间间隔比较长，可以加一餐，比如吃个水果、喝杯豆浆或吃一两片苏打饼干等。尽量不要吃夜宵，否则会加重胃的负担，一天的排毒饮食就看不到效果了。每餐只吃七分饱就可以了，这样更有利于排毒。

调整好你的“内分泌”

我们通常所说的内分泌系统，就是指各种激素和神经系统一起对我们的代谢和生理功能进行调整的体系。通常情况下，各种激素是保持平衡的，如果由于某种因素致使这种平衡被打破，就会出现内分泌失调的现象，这种现象在现代社会中普遍存在。

提到内分泌紊乱，大家可能就会联系到女性朋友，出现的症状：①皮肤上出现色斑、面色发暗，这不仅是皮肤出现了问题，还可能是我们的内分泌紊乱时皮肤在外界的刺激下产生的。②更年期的女性常会出现脾气暴躁，情绪波动大，出汗等现象，可能是由于女性内分泌紊乱造成的。③妇科内分泌疾病，如子宫内膜异位症，痛经，月经不调，某些乳腺疾病等都与内分泌失调有一定的关系。④很多人会出现“喝水都长肉”的现象，很可能是由于摄入高热量、高脂肪的食物太多，影响了内分泌的正常进行。⑤乳房胀痛、乳腺增生等的主要诱因就是内分泌失调，因为乳房是通过雌激素的分泌来促进其生长发育的，如果内分泌失调，就会容易形成乳腺增生,甚至是乳腺癌。⑥有些人会有“多毛”的症状,很可能是由于女性体内内分泌失调,雄性激素分泌过多引起的。⑦很多女性婚后不孕,去医院检查得知是内分泌失调造成的。内分泌失调后,导致大脑皮层对内分泌的调节失灵,致使那些与怀孕密切相关的激素分泌紊乱,影响受孕;或子宫内膜受损,导致女性激素反应变差,从而影响内分泌调节,降低了受孕概率。⑧白发早衰也可能是内分泌失调造成的,尤其是当我们体内代谢雌激素分泌减少时会导致身体衰老。

当然了,内分泌失调的现象不仅会出现在女性朋友身上,男性朋友也要注意这个问题,下面是男性朋友由于内分泌失调而出现的症状:①原发性睾丸功能下降,如放射性损伤、营养不良;继发性睾丸功能低下,如雄激素受体缺乏等表现的男性假两性畸形症状。②可能会造成肾上腺疾病,如原发性慢性肾上腺皮质功能减退症(阿狄森病)、女性化肾上腺皮质肿瘤、醛固酮增多等,均会导致男性不育。③会造成甲状腺疾病,如甲状腺功能低下、甲状腺功能亢进等都会影响生殖功能。睾酮、精子减少,并且出现性功能紊乱。甲状腺功能亢进还会伴有男性乳房发育、阳痿等症状。④垂体病变。垂体功能亢进会导致性欲增加、体型改变等,继而又会出现性欲减退、精液异常、阳痿等,导致不育。而垂体功能低下,如炎症、手术损伤、放疗等破坏垂体或垂体肿瘤都会导致垂体功能下降,出现性欲降低、精子生成障碍等。

内分泌对我们的身体产生了这么多的危害,那导致内分泌失调的因素都有哪些呢?

(1)生理因素。人体的内分泌能够在生理上进行自我调整,使其处于平衡的状态,但是这些调节剂会随年龄的增长而失调,所以年龄越大,内分泌也就需要我们关注得更多。有些内分泌失调则来自于遗传。

(2)营养因素。人体要想维持正常的生理功能就要有足够的营养,否则内分泌就会出现一系列的问题。

(3)情绪因素。这个因素对于内分泌来说也是非常重要的,各方面的压力都需要我们打起精神面对,很难彻底放松下来。这种长期的紧张状态和情绪改变会反射给我们的神经系统,导致内分泌紊乱。

(4)环境因素。环境污染日益严重,空气、水、食物中的化学物质进入到人体中,进行一系列的化学反应,导致内分泌失调,如女性朋友出现的月经不调、子宫内膜异位等。

知道了内分泌失调的原因和它给我们的身体健康带来的危害，再说一下怎样改善这种状况，让我们的内分泌恢复正常。首先，就是改善我们的饮食状况，要多吃一些新鲜的果蔬和高蛋白食物，多喝水，补充我们身体内所需要的水分。少吃一些油腻、刺激性食物，烹调用油要以植物油为主，以获取较多的高不饱和脂肪酸，从而调理我们的内分泌。其次，要保持乐观、积极的心态，不断地调节自己的情绪，为自己减压。避免因怒、恐、惊等不良精神刺激而导致内分泌失调。还要注意按时作息，保证充足的睡眠，充分地放松我们的身心，要控制夜生活。多运动，做到劳逸结合。

健康小贴士

食物排毒法

(1)经常食用新鲜水果或饮用鲜果汁，能够帮助排除体内的毒素和垃圾。

(2)常吃海带能够有效地抵抗辐射，海带中的胶质能促使体内放射性物质随大便排出。

(3)常喝绿豆汤也能够促进体内毒素的排出，保证机体正常代谢。

(4)常吃菌类有抗癌作用，如蘑菇、木耳等，还能够清洁血液、排毒，经常食用可以有效地排出体内的毒素。

(5)常吃花椰菜能够增强肝脏的解毒功能，因为花椰菜中含有较高类黄酮，是很好的血管清理剂，对于胆固醇的氧化和血小板的凝结都有抑制作用。

(6)地瓜中含有的纤维质松软易消化，有促进胃肠蠕动，助排便的功效。

(7)菠菜，有清理肠胃热毒的作用，能够有效地防止便秘。菠菜中还含有类胰岛素，能保持血糖稳定。菠菜中丰富的维生素还能够有效地预防口角炎、夜盲症等。

(8)燕麦中的膳食纤维含量比较高，能够起到通便、促进胃肠蠕动的作用。

(9)小米中不含麸质，不会对肠道造成刺激，纤维质温和，容易被消化，还有清热利尿的功效。

(10)苦瓜中含有一种抗癌的蛋白质，能够激发人体免疫系统的防御功能，增强细胞活性，同时清除体内的有毒有害物质。

女性排毒——根据年龄阶段划分

大致来说，从12岁进入青春期开始，内分泌便会发生一些变化。15～25岁，是女性月经来潮、生殖器官发育的时期，随着卵巢的发育和雌激素的产生，皮脂腺的分泌物也跟着增多，想要让皮肤变得细嫩而有光泽，就要摄入充足的蛋白质、脂肪和维生素。当然了，这些营养物质要通过各种食物获得，比如鸡、鸭、鱼、肉，各种蔬菜、水果，豆类等。同时还要注意，应当少吃盐，水分的补充要及时，能够预防皮肤干燥，增加尿液和汗液，有利于脂肪代谢，同时减少面部出油的现象。

25～30岁的女性在眼角和额头都会出现细纹，皮下油脂的分泌量减少，皮肤变得暗淡、粗糙。此时在饮食方面要多吃一些清淡的食物，多水少盐。尤其要多吃一些富含维生素C和维生素B的食物，如胡萝卜、猕猴桃、红枣、黄瓜、番茄、木耳、牛奶等。

30～40岁的女性内分泌和卵巢功能都会下降，皮肤容易干燥，开始出现鱼尾纹，面部肌肉松弛，笑纹加重，主要是由于体内缺乏维生素和水分所致。饮食中要以富含维生素的果蔬为主，还要补充一下富含胶原蛋白的动物食品，如猪蹄、猪皮等。每天早晨起床时要补充一杯温开水。还可以适当地选择一些抗衰老、清除自由基的保健产品，如维生素E、深海鱼油等。

40～50岁的这个阶段是关键期，是女性更年期的阶段，这时女性在身体和心理上都很脆弱。这个阶段的女性要注意经常运动，每周至少进行一次正规的运动，让身体充分排出汗液，排毒也更加彻底。勤用温水洗澡，能够让汗腺充分排泄，以促进体内毒素的排出。还要多吃些碱性果蔬，如西瓜、黄瓜、金针菇、生菜等，不仅可以利尿，还能够排毒。多吃一些富含膳食纤维的食物，能够清肠通便，通便蔬菜有菠菜、苋菜、空心菜、马铃薯等。

50岁以上的女性衰老特征已经很明显了，饮食、运动等方面就要更加注意，身体排毒也更为重要。这个年龄段的人每天至少补充50毫克复合维生素 B，必需脂肪酸的量也要充足，既能够预防心脑血管疾病，还能为头发和皮肤提供所需营养。每天补充一些抗氧化剂也是必需的。这个年龄段的女性身体内很容易缺失钙和镁两种元素，所以每天要在原来的基础上再补充 200～400 毫克的钙和镁。要多吃一些含钙高的食物，如豆类，核桃、莴笋等。每天要出去晒晒太阳，有助于钙的吸收。当身体各部分的机能运行比较好的时候，就能够让体内毒素的残留量减少，同时也更利于毒素的排出。

排毒要根据不同的年龄来进行，每个年龄段的人身体都有其变化的特征，很多时候，正是这些生理上的改变导致了排毒方式的变化。我们只有认识到这些变化会给我们带来哪些问题，找准问题的根源，才能彻底解决这些问题。

比如儿童身体内的生理排毒就足够将身体内产生的有毒物质排出，这个阶段所说的排毒指的一定是儿童从外界摄入的毒素，如铅、汞等重金属。这个年龄段的人的排毒方法明显和其他年龄段的人不同。不管你处于哪个年龄段，最重要的排毒还是饮食排毒和运动排毒，这两种方法适合于各类人群，也是各个阶段的人所必须注意的，尤其是饮食，是当今社会所面临的严重问题。

根据不同年龄段来进行排毒，能够更快地找到毒素的根源，迅速地将毒素排出体外。

健康小贴士

指甲上凸起的线——肝毒的蓄积

频繁熬夜，休息时间忘我地工作，夜生活丰富，会给我们的肝脏加重负担，致使其无法产生更多的酵素，而酵素在生理上起到帮助食物进行消化、吸收、利用的作用。当各种酵素都分泌不足时，体内的毒素就会越积越多，进而造成身体内的营养严重缺乏。专家指出，指甲上凸起的线可能就是肝毒素积蓄的征兆。

根据时间阶段选择排毒方法

人体内各个脏器的排毒时间是不同的，我们可以根据脏器排毒时间的不同来选择排毒的方法，不同的时间用不同的方法进行排毒，使排毒效果达到最佳。

05:00～07:00是大肠排毒的时间。大肠对我们来说很重要，尤其是女性朋友，如果大肠的排毒出现故障，毒素积累到一定程度，就会出现痘痘、色斑等现象，也会增加患直肠癌的风险。在这个时间段要进行排便，时间越长，毒素在体内积累得就会越多。如果出现便秘的现象就要适当地吃一些高纤维的食物，配合经络按摩，可对排便和大肠的养护起到很好的作用。

07:00～09:00是胃排毒的时间。胃是人体最重要的消化器官，它能够对食物进行储存、转运和消化。如果我们的饮食习惯不规律或压力过大，就会使我们的胃越来越脆弱。早餐一定要吃而且要吃得丰富，多吃一些能够养胃的食物，降低对胃的刺激。

09:00～11:00是脾脏排毒的时间。脾的主要功能就是将营养物质进行消化、吸收，并且传输到各个器官。养好脾能够让人气色红润，整个人看起来更精神。在这个时间段可以进行腹部按摩，尽量让大脑放松，听听音乐舒缓一下压力。

11:00～13:00是心脏排毒的时间。心脏可以说是人体器官的核心部分。午餐时，我们可以摄入一些补心的食物，如龙眼（又称桂圆）。另外，这个阶段也是心脏跳动速度的高峰期，应当休息一下或进行午睡，更利于心脏的健康。

13:00～15:00是小肠排毒的阶段。这时，我们可以吃一些食物进行营养物质的补充，也可以适当地做一些运动，刺激小肠神经，让小肠更好地蠕动，比如踢腿。

15:00～17:00是膀胱排毒的阶段。这时要注意多喝水或排毒型茶饮，使体内的毒素尽量排出体外。

17:00～19:00是肾脏排毒的阶段。这时我们可以适当地进行一些体育锻炼，如慢走、练瑜伽等，能够刺激肾脏起到按摩作用。晚餐可以食用黑木耳、紫菜等，能够起到补肾、排毒的功效。

19:00～21:00是心包排毒的阶段。此时是血液循环的旺盛期，可以拍打心包或手臂肘窝处，也可以活动中指帮助心包排毒。

21:00～23:00是淋巴系统和内分泌系统排毒的阶段。这段时间要放松身心，保持良好的心态。也可以做一些颈部按摩，帮助淋巴更好地排毒。

23:00～01:00是肝脏排毒的时间。

01:00～03:00是胆排毒的时间。

03:00～05:00是肺排毒的时间。

肝、胆、肺的排毒要在睡眠中进行，此时睡眠质量是很重要的，可以通过以下途径提高睡眠质量，以提高三者的排毒功能。

(1)睡前吃一些促睡眠的食物，如牛奶。

(2)做一些有助于睡眠的运动，如瑜伽。

(3)进行一些穴位按摩，按摩百会穴、涌泉穴、足三里，能够有效地促进睡眠。

(4)听一些催眠曲。

(5)黑暗睡眠。睡觉一定要关灯，因为灯光会影响大脑分泌褪黑素，它是一种促进睡眠的物质。

(6)22:00前要进入睡眠状态。太晚睡眠会影响我们脏器的排毒功能，从而影响我们皮肤的光泽度。

很多人产生的一些慢性疾病就是由于体内的毒素堆积过多。想要拥有健康的身体，就一定要了解身体的排毒时间的分配，在不同的时间，针对不同的脏器进行排毒，调节我们的作息时间，排毒才能够更彻底。同时合理膳食，调节好自己的心情，将各个方面的排毒工作都做好，才能使排毒更充分，为我们的身体健康做好铺垫，要注意按时间段划分排毒的方法。

健康小贴士

各个器官的排毒功能

(1)肝脏:能够排出食物中的有毒物质,而且能将食物转化为对身体有用的物质。

(2)淋巴系统:能够吸收死细胞,淋巴结能过滤体内的毒素,通过排泄器官将其排出体外。

(3)胃肠:能够对食物进行消化,并且吸收利用其中的营养物质,同时排出残渣、废物等。

(4)肺:吸入氧气,呼出二氧化碳及其他代谢废物。

(5)肾:能够过滤血液中的毒素,并且通过排尿的方式将体内的垃圾、毒素排出体外。

(6)皮肤:身体排泄面积最大的器官,能够排泄盐、酸、氨等。

减少自由基

自由基是体内氧化反应生成的有害化合物,具有强氧化性,对机体的组织及细胞有损伤作用,还会导致慢性疾病。

自由基增加会使我们的眼睛老化,出现视力下降、白内障等;还会造成血管、血液老化,症状有动脉硬化;易发生心肌梗死、脑中风、肺炎,激素分泌能力下降等。自由基的增加会加速皮肤的老化,容易使人出现雀斑、皱纹。

对于人体来说,自由基时刻都存在着,与自由基有关的疾病也在日益增加。我们既然无法摆脱自由基带来的危害,就一定要想办法降低自由基的量,从而减少其对身体的危害。随着科技的进步,清除自由基的方法也在日渐增多。活性氧对人体的损害其实就是一种氧化的过程,要想降低自由基的损害作用,就要从抗氧化抓起。自由基不仅存在于体内,还存在于体外,清除自由基要从两方面着手:一是利用内源性自由基清除体内多余的自由基;二是用外源性抗氧化剂来清除体外的自由基,防止其进入体内。

研究表明,人体自身就有清除自由基的能力,靠的是内源性自由基清除系统,包括过氧化物歧化酶、过氧化氢酶等酶类和维生素C、维生素E、胡萝卜素和硒等抗氧化剂。酶类的抗自由基功能只体现在细胞内,而抗氧化剂却能作用在细胞膜。这些物质在我们的体内发挥作用,如果能够保持它们的量和活力,就能够充分地发挥它们清除自由基的能力,维持我们体内自由基的平衡。当然,除了依靠体内的自由基清除系统外,我们还要寻求外源性自由基清除剂,让它们来与外界自由基结合,防止其进入人体进行伤害。

自然界中,可以作用于自由基的抗氧化剂种类繁多。吃一些含有大量酚类的食用和药用植物就能够减少自由基对人体的伤害,酚类物质在进入人体后会被自由基夺去电子,而酚类物质失去电子后对人体无害。

平时,我们可以用一些含维生素 E、维生素 C、超氧化物歧化酶等抗氧化物质的化妆品,它能够很好地延缓我们皮肤的老化,尤其是眼霜,30 岁以后的女人一定要保护眼部肌肤,适当地用一些添加抗氧化物质的眼霜对细化眼部皱纹很有帮助。

内部自由基的清除除了依靠自身的清除机制外,我们还可以通过饮食来对体内的自由基进行消除,比如蘑菇类,十字花科类,富含维生素 E、维生素 C 的食物,富含多酚的食物,富含硒的食物等。

笑一笑,十年少。压力也会使身体内产生大量自由基,而笑能够产生免疫力,从而抑制自由基的产生。还可以通过吃一些保健品来清除体内的自由基,比如维生素 E、维生素 C 含片等。

体内自由基的数量在一定范围内不会对身体造成危害,如果体内自由基的量超过了酶所能处理的程度,就会给身体带来损伤,如同铁生了锈一样。所以,我们平时要注意控制体内自由基的量,尽量减少自由基,从各个方面入手,打造健康有活力的身体。

健康小贴士

检查身体受自由基伤害的程度

(1)有慢性睡眠不足。
(2)很爱挑食。
(3)口味重,吃东西经常觉得淡。
(4)有肥胖、糖尿病、高血压等家族病史。
(5)爱喝酒,而且经常喝过量。
(6)喜欢吃油腻的东西。
(7)有慢性疾病且经常会服用一些化学药品。
(8)有抽烟的习惯,而且经常和吸烟者在一起。
(9)每周的运动量很少,或者经常进行剧烈运动。
(10)喜欢晒太阳和户外工作。
(11)身体经常是冰凉的。
(12)日常生活中频繁地与电脑、手机等辐射比较强的设备接触。
(13)平日里表情比较单一,不苟言笑。
(14)很少吃黄绿色的果蔬。
(15)居住或工作在大气污染比较严重的地区。
(16)烦恼和担心的事情很多。

有1~4项符合,则说明身体正处于被氧化状态,但是程度较轻,机体年龄比实际年龄稍高一点儿。有5~7项符合,身体的老化现象比较明显。有8项以上符合,说明机体老化已经非常严重,如果不采取措施进行控制,很可能还会引起其他疾病。

菌菇类可消除自由基

菌菇类的营养价值很高,具有抗癌、抗肿瘤、增强抵抗力、抗衰老等多种功效。研究表明,食用菌中含有抗氧成分,而在我们人体中,主要是以氧形成的自由基,如超氧阴离子、羟自由基等,具有很强的氧化能力,会促使人体内的细胞衰老,从而造成细胞氧化性损伤。

现在,食用菌的食疗作用正在被人们所重视,那些由生物细胞氧化性损伤而引起的癌症,衰老,心脑血管疾病等慢性病,能够在这些有清除自由基功能的食物的作用下得到修复和改善。

下面介绍几种菌菇的做法。

1. 虾仁酿香菇

材料：鲜虾、香菇。

调料：蒜末、姜末、料酒、白胡椒粉、水淀粉、盐。

做法：①将鲜虾洗干净后去沙线、皮，然后切碎，用料酒、蒜末、姜末、白胡椒粉、水淀粉搅拌至黏性。②把香菇去蒂，倒着放在案板上，将调好的虾馅放到香菇的伞中。③将香菇虾球放到一个有盖的微波炉器皿中。④将其放到微波炉中，4 分钟后取出，并摆放在干净盘子中。⑤将微波炉器皿中的香菇汁倒入小碗中加适量淀粉，搅匀。小碗放入微波炉中 30 秒后取出，将碗中的芡浇在虾仁上即可。

2. 口蘑牛排

材料：牛排、口蘑、西芹段、洋葱丝。

调料：盐、胡椒粉、料酒、红酒、橄榄油、奶油、酱油。

做法：①牛排用盐、胡椒粉、洋葱丝、西芹段、料酒、酱油等腌 20 分钟左右。②将口蘑和奶油同时放入锅中炒至口蘑熟透，盛放在盘子中。③在锅中放入适量的油，把腌好的牛排煎到需要的熟度，取出放入奶油口蘑上。④橄榄油倒入锅中，将洋葱丝和西芹段放入锅中翻炒，直至炒出香味后放盐、胡椒粉、红酒，调味，并将调好的汁浇在牛排上即可。

3. 平菇肉片

材料：新鲜平菇、猪肉片。

调料：葱、姜、酱油、绍酒、胡椒粉、盐、淀粉、鸡精。

做法：①先将平菇撕成大片，放入沸水中焯透，捞出并挤干水分。将葱、姜切片。②肉片用适量的盐、酱油、鸡精、绍酒、淀粉拌匀腌一下。③锅中放入适量的油，当油温达到七八成热的时候放入葱、姜翻炒，等到出香味时再将肉片放入锅中一同翻炒。④当肉片的颜色发生变化后加入一些水、酱油、盐、鸡精、胡椒粉烧开，然后放入平菇，用微火烧 5 分钟，再用大火烧，汤汁浓缩后用淀粉勾芡，等到芡汁均匀地挂在肉片和平菇上即可。

4. 金针菇炒虾仁

材料：金针菇、虾仁、青豆、鸡蛋清。

调料：葱花、盐、淀粉、味精、黄酒、酱油。

做法：①虾仁用蛋清、淀粉、黄酒、盐进行腌制，金针菇切成段。②将锅加热，放入适量的油，等油热时放入葱花，炒出香味后放入虾仁，并加入适量黄酒。③3分钟后，加入准备好的金针菇、青豆，放入盐、味精进行翻炒至熟透即可。

5. 滑炒鸡腿菇

材料：鸡腿菇、胡萝卜。

调料：盐、鸡精、淀粉、葱油。

做法：①鸡腿菇、胡萝卜切成片状，放到沸水中微焯。②在锅中放入少许油，将沥干的鸡腿菇和胡萝卜片放入锅中翻炒。③鸡腿菇炒熟时，放入适量的盐、鸡精进行翻炒、勾芡，起锅时再加几滴香油即可。

6. 滑子蘑炒鸡丁

材料：水发滑子蘑、鸡腿肉。

调料：葱、姜、水淀粉、酱油、白糖、味精、盐、胡椒粉、高汤、香油。

做法：①将鸡腿肉切成丁，用盐、料酒、胡椒粉、水淀粉腌制。将滑子蘑洗净去根。②将葱花、姜末、水淀粉、酱油、少许白糖、味精、盐、胡椒粉、香油、高汤勾兑成芡。③将锅烧热，加入适量的油，当油温烧至四成热时将鸡丁放入锅中，翻炒至变色后取出备用。④将油锅烧热，当油温烧至八成热时放入滑子蘑翻炒。⑤将鸡丁放入锅中与滑子蘑同时翻炒，再倒入芡汁搅拌均匀即可。

健康小贴士

几种菌菇的营养价值

(1)香菇：能够预防中风，少气乏力，同时提高人体免疫力，防癌，预防肺结核、神经炎，降血压，还能够促消化、增进食欲。

(2)杏鲍菇：能够美容，润肠胃、降血脂、促消化，增强人体免疫力，还具有抗癌的功效。

(3)蘑菇：能够降血糖，同时有化痰、止咳、益气、养胃等功效，还能够提高人体免疫力，预防动脉硬化。

(4)金针菇：能够降血脂，抗疲劳，消炎、抗菌，还能够护肝、护胃、健脑，促进生长发育，同时能够抗癌，预防心脏病和中风。

(5)秀珍菇：能够减肥、降血脂、抗癌，同时增强人体免疫力。

(6)茶树菇：开胃、健脾、滋阴、补肾，同时能提高人体免疫力，还能够美容养颜，消肿止泻。

(7)鸡腿菇：具有开胃、安神、助消化的作用，还能够增强人体免疫力，治疗痔疮等。

多酚类食物具有抗氧化能力

多酚类物质对人的心脑血管有益，多存在于植物性食物中，能够促进健康，在可可豆、茶叶、红酒、蔬菜、水果中含量丰富。

多酚类物质中含有一种叫作类黄酮的抗氧化剂，它能够对很多氧化损伤起到预防和修复的作用，如心脑血管疾病、衰老性疾病等。

植物多酚又称作植物单宁，是植物内复杂酚类的次级代谢产物，主要存在于植物的皮、根、叶、壳和果肉中。目前，广泛应用在医学、食品等领域。多酚类物质有很强的抗氧化功能，能够保护随年龄增长而受损的细胞，也能够延缓人体老化的进程。

经常食用多酚类食物，能够明显感觉到身体各个方面变得更加健康。当然，这种变化不是在一两天之内就能够发现的，是长期食用富含多酚的食物才能够体现出来的。体内的自由基会减少，身体也会越来越强壮、越来越健康，甚至能够感觉到能量的提升。经常食用多酚类食物的好处还有很多，消除自由基的功效能够在各个方面体现出来。

（1）抵抗炎症。相信这对患有关节炎或其他炎症的人来说一定是个好消息。

（2）使心脏健康。多酚类物质对于心血管系统的优化能够起到很好的作用，能让我们的心脏更加健康。

（3）预防癌症。多酚类物质还能够抑制肿瘤、癌症，对于这些疾病的患者来说是再好不过的消息了。

（4）预防心脏病。很多研究都表明红酒中的多酚类物质能够有效地预防心脏病的发生。

（5）抗衰老作用。很多专家都坚信多酚类物质有延缓衰老的作用。

（6）防治高脂血症引起的疾病。能够增加血管韧性，降血脂，预防肝脏和冠状动脉粥样硬化。

（7）提高机体的免疫能力。多酚类物质能够将身体内的废物清除出去，降低其对免疫系统的危害。

(8)有助于防治辐射危害。各种辐射会增加我们身体内自由基的量，而多酚类物质则能够降低放射性物质的毒害能力。

多酚的种类很多，比如红酒多酚、蓝莓多酚、橄榄多酚、青花椰菜多酚、巧克力多酚、咖啡多酚、香椿多酚等。

蓝莓多酚临床多用于保护眼睛，它比红酒的抗氧化性更强，还用于抗老化、保护血管、抑制血糖、维持脑细胞健康等。虽然许多果蔬中都发现青花素，但是不同食物中的青花素不同，蓝莓中还含有鞣花酸，能够抑制癌组织的新陈代谢，具有抗癌作用。

橄榄油多酚可以使血管内皮细胞分泌更多的一氧化氮，具有放松血管、降低血液的功效。橄榄油多酚还能够抑制低密度胆固醇的氧化，以防其对心血管的破坏。

青花椰菜多酚能够预防血液凝聚产生血栓，而且科学家发现，青花椰菜还能保护心血管中的有益成分。它的主要成分核黄素抗氧化作用强，还能够保护神经细胞，并且具有杀死病毒的功效。

巧克力多酚能降低血压，抗氧化作用比茶多酚要高10多倍，还能够缓解腹泻。目前，它的抗氧化作用已被人类加以利用。

咖啡多酚中富含抗氧化多酚类，每天两杯咖啡能够降低2型糖尿病及多种癌症的发生率。调查发现，每天喝两杯咖啡还能够降低罹患肝炎的概率。

香椿多酚具有降低低密度胆固醇的氧化作用，能够诱导癌细胞的死亡，具有抗癌作用。

健康小贴士

葡萄酒中的多酚类物质

红葡萄酒中的多酚类物质含量比较高，而且对身体有一定的益处。因为在酿造的过程中没有脱去果皮，因此红葡萄酒中的多酚会比白葡萄酒中的含量更丰富。法国人和葡萄牙人经常饮用红葡萄酒，心脏病的发病率明显低于欧洲其他国家的人。尽管如此，也不是每个人都适合饮用红葡萄酒，对于那些酒精代谢能力差的人来说，如果每天饮用红葡萄酒就会加重肝脏的负担，得不到想要的效果。

消除宿便

宿便，就是我们通常说的便秘，指的就是肠道内的大便沉积时间较长。通常情况下，3～5天不解大便，那些停留在肠道上的粪便就叫宿便。宿便是很让人头痛的，很多人想尽办法使其排出，甚至还有一部分人靠泻药来解决宿便问题。那么，宿便对我们的身体有什么危害呢，为什么一定要消除宿便呢？

1. 宿便容易引起肛肠疾病

便秘时，由于大便干燥，很有可能会增加患直肠炎、肛裂、痔疮的危险。粪便中的有害物质还可能会引起胃肠神经功能紊乱，导致食欲不振、口苦、肛排气等现象。

2. 容易形成粪便溃疡

宿便通常是比较硬的，它在肠道内会压迫肠腔及盆腔周围的结构，阻碍结肠的扩张，直肠或结肠受压就会形成粪便溃疡，甚至引起肠穿孔。

3. 增加患结肠癌的风险

便秘会导致肠内的致癌物长时间滞留，会增加患结肠癌的风险。

4. 可能诱发心脑血管疾病

临床医学证明，便秘在增加腹压的同时会致屏气，屏气很可能会造成心脑血管疾病的发作。如脑出血、中风等。

5. 宿便引起性生活障碍

由于每次的排便时间过长，用力过度，导致直肠疲劳。肛门和盆腔底部收缩过紧，就会导致性欲减退、不射精等。

6. 宿便影响大脑功能

便秘时间久了，细菌就会对其进行分解，从而产生大量有毒有害物质，如甲烷、酚、氨等，它们会扩散到我们的中枢神经系统，从而导致大脑的功能受干扰，症状为记忆力下降、思维迟钝、注意力不集中等。

宿便对我们的身体有这么多不良影响，我们一定要消除宿便。引起宿便的首要原因就是我们的饮食出现了问题，平时吃了大量不易被消化吸收的食物，而忽略了高纤维的食物，由此就会导致便秘，从而产生宿便。大家热衷的减肥，通常我们都是通过少食的方法减肥，食量减少了，粪便量自然也会减少，就造成了便秘，如果频繁地靠泻药来解决这个问题，就会使便秘的现象更加严重，造成习惯性便秘。当然了，运动量的不足也是造成便秘的重要原因之一，如果我们的运动量太少，肠道蠕动就会变慢，尤其是腹肌无力时，便出现了便秘的现象。还有就是压力，当我们的压力比较大时，自律神经就无法正常工作，于是就出现了腹痛、腹泻、便秘等情况。疾病也会造成便秘现象，如大肠粘连、糜烂性胃炎或周围脏器疾病。药物的不良反应也可能会导致便秘。

找到了产生宿便的原因，最后和大家说一下消除宿便的方法。

改变我们的饮食习惯，多吃一些含纤维比较高的食物，适当地减少油腻且不易消化的食物的摄取。多运动，如做家务、步行、按摩腹部等，运动要长期坚持。多喝水，正常的粪便中2/3都是水分，多喝一些水能够让粪便变软，容易排出。尽量不要靠泻药去解决宿便问题，容易造成对药物的依赖，时间久了，药物的作用会降低。灌肠和肛门栓剂也会使患者产生依赖性，同时药物对人体会产生不良反应，还是尽量通过食疗和运动的方法去解决宿便的问题。

宿便问题是不容忽视的，它给我们埋下的健康隐患有很多，平时大家一定要多注意自己的排便习惯，观察自己是否存在宿便的现象。如果现象较轻，就要及时通过饮食和运动进行调节，以防恶化；如果比较严重，就要及时就医，千万不能出现宿便的现象就用泻药来解决。

健康小贴士

宿便自测

排便的状况是判断肠道是否健康的标志，符合以下标准，宿便就会减少。

(1)排便次数：每天排便不超过3次，每周排便不少于3次。

(2)大便量：大便直径2～3厘米，长约15厘米，重100克左右。

(3)大便颜色：应当为黄色或褐色。食素较多的人便色要稍微浅一些，而食肉的人常呈褐色。

(4)最佳形状：正常应为弯曲的弧形；呈圆滚状或坚硬状，易造成便秘；如果大便不成形，则是腹泻便。

(5)大便气味：食用高蛋白食物较多，大便就会产生恶臭；如果肠道内消化不良，大便就会有刺鼻的酸味。

(6)排便的时间：正常情况下，在5～10分钟。

排毒要有针对性

随着环境污染的日益严重,现代人对自己的身体健康更加重视,“排毒”已经成为一个时髦的词汇。

我们的身体都会遭受哪些“毒”呢?

外毒:灰尘、紫外线、汽车尾气、化工污染,铅、汞等重金属会通过空气、水源、食物等进入我们的体内;果蔬上的农药、微生物、化学药剂等也会随着食物进入我们的体内;还有超市中琳琅满目的食品,多数都会有防腐剂、色素、香精等添加剂,能够在人体内富集,积累到一定的量就会对人体产生明显的伤害。

内毒:食物在体内代谢产生的废物不能够顺利地排出体外,便停留在体内对身体造成一定的伤害,如自由基、肽、胺、氨、硫化氢、嘌呤等。毒素在体内蓄积过久,就会对皮肤、肝脏等造成伤害。

毒素有这么多来源,市场上的排毒保健品便开始风靡。其实,我们自身就能够进行一定的排毒工作,只要我们懂得如何排毒就能达到好的效果,就能够避免毒素对我们身体的伤害。可以根据不同部位来进行针对性的排毒。

1. 肺部排毒

肺脏容易积累毒素。我们每天的呼吸作用能够将8000升的空气吸入肺中,空气中的细菌、病毒、粉尘等有害物质也会随着气体进入我们的肺脏当中,使我们的肺脏受到一定的伤害,同时毒素还会随着血液循环对全身造成危害。我们可以通过咳嗽清除肺部的毒素,在空气清新的地方深呼吸,吸气时缓慢抬起双臂,然后突然咳嗽,同时迅速放下双臂,让气流从口鼻喷出,咳出痰液。每天坚持做几次能够保持肺部的清洁。还可以多吃一些黑木耳,能够起到清肺、清洁血液的目的。

2. 肾脏排毒

肾是人体重要的排毒器官,能够过滤血液中的毒素和蛋白质分解产生的废物,通过尿液排出体外。平时不要憋尿,因为尿液中的毒素很多,如果不及时将其排出体外，就会被重新吸收掉，危害身体健康。多喝水能够稀释体内毒素的浓度，还能够促进身体的新陈代谢，把更多的毒素从体内排出。

3. 大肠排毒

食物的残余停留在大肠中，在微生物的作用下形成粪便，会产生吲哚等有毒物质。肠道粪便中的毒素很多，如硫化氢、吲哚、3－甲基吲哚（也称粪臭素）等，如果不及时排出体外，就会被机体重吸收，对身体健康造成损害。多喝水能够起到冲洗肠道的作用。要保持大便的畅通，早起要喝一杯温开水，进行一些基本活动，对清洗肠胃、排便有一定的作用。多吃一些新鲜果蔬或高膳食纤维的食物。

4. 肝脏排毒

肝脏是人体最大的解毒器官，毒素经过肝脏时会发生一系列的化学反应，将有毒的物质毒性降低或变成无毒物质。加强体育锻炼能够将压力施加在肝脏等解毒器官上，从而改善器官的紧张状态，加快血液循环，加快排毒速度。

5. 皮肤排毒

皮肤也是人体重要的排毒器官，皮肤上有汗腺和皮脂腺，通过汗排的方式排出体内的毒素。多进行有氧运动、蒸汽浴、桑拿浴等，能够加快新陈代谢，有排毒养颜的功效。蒸桑拿时要注意多饮水，能够加快排毒的速度，还能够及时补充体内流失的水分。可以让自己从压力和紧张中释放出来，是放松心情的好方法。

由于每个人的身体状况、生活环境、生活习惯等不同，排毒的方式也会有所不同，大众化的排毒并不是对每个人都适合，有时候还会出现不良反应，对身体造成危害。

有些人进行饮食排毒时，常会因为骤然戒烟、断咖啡等产生头痛、烦闷、疲倦等负面影响。也有一些人会因为营养补品的摄入而出现身体缺水、消化不良、矿物质失衡等问题。

排毒最好根据个人特点来进行，才能够获得事半功倍的效果。

健康小贴士

排毒不仅指通便

很多人把排毒单纯地认为是通便，其实这种观念是错误的。通便仅仅是指排出消化道内的毒素，其他的毒素如血毒，过高的血糖和脂肪等都是很难通过排便的方式来清除的。所以，单纯的排便不能够达到排毒的要求，排便只是排毒的途径之一。

第七章

平时多注意保养，自己少受罪

仔细了解心脑血管疾病

所谓心脑血管疾病，就是心脏血管和脑血管疾病的总称。

现在，随着物质文化水平的提高，“富贵病”早已遍及各个地区，心脑血管疾病的发病率和死亡率也在逐年上升。

究竟是什么原因造成心脑血管疾病呢？主要是饮食习惯的问题。中国其实是以五谷和蔬菜作为主要食物的，而近些年来，欧洲的饮食风气传入中国，中国人便开始大量地食用肉类、烧烤类、脂类物质，而我们却不会像欧洲人一样时刻运动，脂类物质便在我们的体内和游离的矿物质结合生成血栓，使血压增高，从而造成高血压等心脑血管疾病。

心脑血管疾病的特点是发病率高、致残率高、死亡率高、复发率高，并发症多。目前，我国由于心脑血管疾病死亡的人数超过了 2.7 亿，幸存的人中也有很大一部分成了残疾。在这种现象越来越严重的情况下，预防便显得尤为重要。

心脑血管疾病的发生因素很多。首先，就是年龄问题，随着年龄的增长，罹患心脑血管疾病的概率就会越大。其次，从性别上来说，男性患心脏病的概率要高于女性。最后，地区也是其发生因素之一，非洲和亚洲地区人群的患病率要高于其他地方。

心脑血管可控制的危险因素有高血压、血脂异常、糖尿病、肥胖、烟酒等。高血压不光会使患者的血压升高，还会损伤血管内壁，继续恶化就会在血管内形成斑块，破裂后就形成了血栓，会造成心肌梗死和脑卒中。

血脂异常指的就是总胆固醇、三酰甘油、低密度脂蛋白胆固醇升高和高密度脂蛋白胆固醇降低。此时，血脂就会变得黏稠，血液的流速就会降低，同时损伤血管内壁，形成硬化斑块堵塞血管腔，会导致大脑缺氧，很可能会发生急性心脑血管事件。

糖尿病病人血液中的糖会侵蚀血管，使其内壁出现损伤，高血糖也会刺激斑块的破裂形成血栓，所以糖尿病经常和心脑血管疾病处于伴随的状态。

经常吸烟饮酒会损伤血管内壁，增加心脑血管疾病的发生率，而且缺乏运动也会增加冠心病和脑卒中的发生率。

日常生活中，我们要合理膳食，合理作息。尽量降低心脑血管疾病的发生率，了解心脑血管的发生原因，找出自己生活习惯不规律的地方，并及时改正。

健康小贴士

心脑血管疾病预防保健

(1)限制饮酒：高血压患者最好戒酒，因为酒会降低降压药的药效，男性饮酒的话，40%浓度的白酒每天不超过50克，女性饮酒不超过25克。

(2)戒烟：科学研究表明，烟与很多疾病的发生都有关系，如肺癌、慢性支气管炎、高血压、冠心病等。总而言之，烟对身体是百害而无一利的，所以要彻底戒烟。

(3)适当运动：运动能够控制体重的增长，促进血液循环，还能够提高我们机体的免疫力。要注意的是应选择有氧运动，已经患有心脑血管疾病的患者尽量不要剧烈运动，也不要进行强度较高的运动。

(4)乐观向上：乐观能够提高人体的免疫力，有意识地调节自己的情绪，保持乐观积极的心态，能有效地预防很多疾病。

(5)正规用药：如今，各处都张贴着特效治疗心脑血管疾病的广告，大家千万不要盲目相信，一定要去正规的医院进行治疗，选择适合自己症状的药，服药要规律、持久。

(6)生活要规律：主要就是饮食和睡眠要规律，合理的作息时间和健康的膳食才能够让我们的身体更健康。

打造强壮的免疫系统

同样是寒冷的天气，同样是衣着单薄，但是为什么你生病了，别人却没事呢？这就是免疫系统的作用。

我们的免疫系统不仅能够抵御感冒发烧这些小病，即使是对艾滋病、禽流感等传染性疾病，也能够产生一定的抵抗力。免疫系统的抵抗能力不同，患病的概率也是不同的。有些人能够长期与这些疾病的患者进行接触而没有被传染，而有些人只接触一天甚至一次就被传染上了，可见免疫系统的强大对我们身体的健康来说多么重要。

拥有强大的免疫系统，能够让我们战胜疾病。同样是发烧感冒，有些人可能要拖上一个月才能痊愈，而免疫系统强大的人可能不需要药物治疗，敷敷凉毛巾就好了。既然免疫系统对我们的身体素质起着这么大的作用，那我们该如何去强大我们的免疫系统呢？

1. 采取健康的生活方式

这是增强我们免疫系统的第一步，我们的身体在不受环境侵扰的健康生活方式下能够发挥出最大的免疫能力。这些准则包括戒烟限酒，多吃蔬菜水果、全谷物，减少饱和脂肪酸的摄入量，经常运动，保持健康范围内的体重，控制血压，保证充足的睡眠，做好预防传染病的卫生工作，随着年龄的增加定期到医院做筛选检查等。

2. 保持怀疑的态度

我们市场上看到许多产品都宣称有增强免疫力的功能，其实不然。即使我们人为地增加某种或某几种免疫细胞，对我们的身体并不一定有好处，比如运动员常会输血到体内来增加血细胞数量，增强身体免疫力，殊不知，这正为中风埋下了隐患。科学家都没能研究出有效地增加免疫细胞含量的方式来提高我们免疫功能的方法，那些宣传产品又怎么能做到呢？

3. 饮食方面

就像上战场的将士一样，免疫系统同样需要粮草，有规律地摄入营养物质是极其重要的。研究表明，生活贫困的人对于感染性疾病的防御能力很低，虽然未能确定这种状况是由于营养不良造成的，但有一点可以确定，如果我们体内缺乏某种微量元素，就会导致某方面的免疫力下降。所以，我们要注意饮食的均衡、全面。

4. 中草药制剂和其他提高免疫力的补充剂

这些药都宣称能够增强人体的免疫力，但并没有科学依据做后盾。这些药可能会提高我们身体某方面的抗病能力，但是对于身体的整个免疫系统来说，它的危害我们并不清楚。所以，对于这些东西，我们还是要慎重选择。

5. 给自己减压

精神状态与身体健康的紧密联系相信很多人都是认可的。许多疾病的发生与精神压力紧密相关，如胃肠不适、荨麻疹、心脏病等。研究表明，压力会对细胞免疫反应有减弱的作用。

其实，增强我们身体的免疫能力并不是多困难的事，只要我们保持良好的生活习惯、良好的心态，就能够增强我们的体质，从而增强我们的免疫系统。

健康小贴士

增强孩子的免疫系统

(1)平时多喝水。多喝水能够保持黏膜的湿润，能更加有力地抵抗细菌。

(2)不要太过干净。如果孩子接触的环境太过干净，很可能没有机会感染产生抗体，会降低其抵抗力，可能会导致过敏和免疫失调。

(3)培养孩子洗手的习惯。虽然太过干净的环境对孩子的抵抗力不利，但是仍然要培养孩子讲卫生的习惯，尤其是饭前便后，一定要让孩子将手洗干净，防止感染大肠杆菌造成腹泻等。

(4)充足的睡眠。睡眠不足，会使体内的免疫T细胞数量减少，生病的概率会随之增加，建议孩子保证8~10小时的睡眠。

(5)教孩子自我治疗。让孩子能够了解自己的身体，培养孩子自愈的能力，小的擦伤或感冒等，留意孩子复原速度，别让孩子依赖药物治疗。

(6)让孩子互相接触。通过和其他小朋友的接触，可以刺激孩子的免疫反应，增强免疫系统，降低过敏原反应和气喘发生的机会。

(7)减少糖的摄入。高糖饮食可能会干扰白血球的免疫功能。

(8)适当地补充必需脂肪酸(essential fatty acids，EFA)。EFA是细胞膜的重要组成成分，对免疫细胞非常重要。

(9)减压。适当地给孩子减压，不要将孩子的活动空间都安排成课程。研究表明，压力大的孩子容易患感冒，所以别让压力降低孩子的免疫力。

(10)多吃果蔬。现代孩子偏食比较严重，容易造成肺和消化道黏膜变少，抗体减少，同时降低人体的防御能力。

慢性疲劳综合征是怎么回事

慢性疲劳综合征又称雅痞病、慢性类单核白血球增多症等，主要症状是发烧，喉咙痛，淋巴结肿大，小肠不适，忧郁，食欲下降，睡眠不足，记忆力下降，注意力不集中，头痛，肌肉与关节痛等。

这些症状很容易与感冒或其他病毒感染相混淆，很有可能被误诊，而且其症状变化比较大。下面我们从以下几方面来认识慢性疲劳综合征。

(1)体型容貌方面：心理的异常要比躯体的异常出现得早，多表现为心情抑郁，焦虑不安，急躁，脾气暴躁，反应迟钝，缺乏信心，犹豫不决等。

(2)身体方面：经常会表现为胖、瘦两类，大多数表现为身形消瘦，少数则出现体态肥胖。容颜早衰，面色无华，脸上过早出现皱纹或色斑，皮肤粗糙干涩，脱屑较多，指甲不平滑且无光，毛发无光、易断、杂乱而且易脱落。

(3)运动系统方面：全身疲惫、浑身不适、四肢无力、行动迟缓，有时会出现类似感冒的症状。

(4)消化系统方面：食欲下降，对多种食物缺乏食欲，尤其是油腻食物，无饥饿感，偏食，有时候易出现消化不良、腹胀等症状。大便形状不定，便秘，干燥或次数增多等。

(5)神经系统方面：精神紧张或不振，初期表现为头晕、失眠、心慌、易怒等；后期为睡眠不足、多梦、夜惊，或嗜睡、萎靡、懒散、记忆力下降等症状。

(6)泌尿生殖系统方面：出现尿频、尿急等症状。此外，疲劳过度的人，容器中的尿液泡沫较多且停留时间长。男子会出现遗精、阳痿、早泄等症状；女子则可能出现闭经、月经不调等，长此以往，可能会影响生育。

(7)感官系统方面：眼睛疼痛、视觉模糊，对光敏感；听觉系统表现为耳鸣、听力下降等。

(8)对情绪方面的危害：情绪不稳，易暴、易怒、焦虑、紧张等，自己难以控制。

(9)对意志方面的危害：意志薄弱，缺乏自信心，做事犹豫不决，自卑，消极，失去自控能力等，常借此养成不良嗜好，如吸烟、酗酒等。

(10)能力方面：能力低下，语言和推理能力下降，记忆力下降，注意力不集中，工作能力低，自我责备，减少交往，逐渐走向孤独。

长期超负荷的学习和工作，身体得不到充分的休息，就会导致机体的损伤。现代人夜生活丰富，而且长期饮用冰镇啤酒，熬夜工作，出入夜场等，都会造成我们机体各个系统的紊乱。长此以往，慢性疲劳综合征便会显现出来，对身体造成危害。

这种疲劳的特点有三个：第一，健康人不该出现的疲劳症状，比如没有运动或运动量小且持续时间短，却出现了疲劳的现象。第二，疲劳程度大，消除慢，即使休息也不易使其消失。只有当疾病被治愈后，才能够消除疲劳感。第三，这种疲劳常伴有其他症状，如低烧、全身不适、食欲减退等。一旦出现这种状况，就是疾病的征兆，每当发现这种状况，要及时就医。

了解了慢性疲劳综合征的症状，我们就要采取一定的措施远离它，或者及时就医，不能够一拖再拖，这样很可能对我们的身体、心理都造成不可逆转的损伤。所以，要充分地认识这种病，而且要重视它，采取适当的措施预防它，采用适当的方法治疗它，才能增强我们的体质，使机体达到健康的状况。

健康小贴士

远离慢性疲劳

(1)自我放松：躺在床上，放松身体，慢慢地做腹式呼吸，同时放松四肢、肩膀、头颈的肌肉，10~20分钟即可。

(2)勤泡澡：辛苦工作一天，回家后一定要泡个热水澡，能够增加血液循环，恢复体力，调节神经系统，有助于缓解身心疲劳。

(3)小睡片刻：午睡能够刺激体内激素平衡，午睡能够提高工作效率，同时促进午饭消化，改善胃肠的功能。

(4)保持良好、积极、愉快的心态：在生活和工作中要懂得幽默，化消极为积极，轻松地面对生活，能够增进我们的健康，摆脱疲劳。

(5)饮食调节，加强体育锻炼：合理的饮食和适当的体育锻炼，能够增强我们的体质，陶冶我们的情操，是抵抗疲劳的良方。

(6)戒烟、戒咖啡：抽烟会阻碍氧气的运送，会导致疲劳。咖啡虽然有提神的功效，但会消耗B族维生素。

(7)少吃甜食：糖类摄取太多会使身体内的胰岛素分泌增加，使血糖的变化增大，易产生疲劳，还会引起肥胖。

(8)绿色饮料：多喝些胡萝卜汁、青菜汁或各种果汁，能够减少疲劳感。

你在坚持一年一次的体检吗

“体检”是一种对疾病的预防思想，是主动保健的范畴，也是医学专家所倡导的健康保健的核心。

在学生时代，可能每年都要进行一两次基本的体检，但是当我们步入社会，资金、时间问题便导致我们甚至记不清什么时候进行过体检了。我们可能认为体检不会起什么作用，甚至有人认为体检就是自找麻烦，明明感觉挺好的，去医院体完检之后便什么病都出来了。

其实不是这样的，有时候我们并不会在意我们自身出现的微小变化，比如早期肝炎患者感觉与正常人是一样的，如果不进行体检，就不会发现自己体内已经感染了肝炎病毒，就会任其在体内恶化，可如果我们及时体检，发现肝炎病毒，就能够通过药物或针剂对其进行控制，防止出现肝硬化等无法挽救的结果。

由此可见，体检对于我们的健康是多么重要。每年进行一次全身体检其实是花不了多少钱的，时间也不会浪费太多，最多只是一年抽出一天时间就够了，但它却能给我们带来三大回报。

(1)我们能够通过体检查出我们身体的隐患，对于那些隐藏在我们体内的疾病能够将其“侦查”出来，并及时用药防止其恶化或根治。比如高血压，血压不是太高的时候我们可能根本感觉不到身体的不适，但当出现一些症状时，脏器早已经受损，早期查出来对治疗是很有帮助的。

(2)体检有助于我们早找到病因，避免误诊。比如有人长期浮肿，被误诊为肾病，进行消炎、保肾后却不见疗效，但在后来的体检中发现是甲状腺功能低下造成的，服用甲状腺素后浮肿现象明显减轻。

(3)能够帮助我们建立健康的生活方式。比如我们查出高血压、高血脂、高血糖等，但尚处于早期，就要及时改正过去不良的生活方式，既治病又防病。

如果身体处于健康状态，没有特殊疾病，一年进行一两次体检就可以了。尤其是下面三种人群更应该坚持一年一次的体检。第一类是白领。

这类人群多处于亚健康状态，他们的生活方式不规律，如果能一年进行一次体检，就能够纠正不良的生活方式，进而保护他们的心、肝等器官免受损伤。第二类是40岁以下的亚健康人群。研究表明，亚健康出现在中年人群的现象很普遍，他们中大部分人死于心脑血管疾病，其余的一部分人死于肿瘤，肺部疾病，糖尿病，过度劳累或意外死亡。第三类是慢性疾病患者。如糖尿病人每月至少应该进行一次血糖检测；乙肝病人应当半年进行一次肝脏B超检测；胃病患者每年要做一次胃镜检测……这样可以随时掌握自己疾病的进展情况，选择最佳的治疗方案，提高治疗效果。当然了，这些病人每年还要进行一次全身的体检，及时观察其他组织器官是否出现异常。

面对检查结果时，不要恐慌，要及时查出原因并接受医生建议，及时采取相应措施。面对某些可疑的线索一定不能大意，要深入检查，直至将问题弄明白为止。还有就是要将检查的结果保存好，医生可以通过不同时间的检查结果来判断你身体的变化情况，及时诊治。

一年一次的体检是预防保健，早期发现疾病，发现亚健康的必要手段，为了我们的身体健康，为了早期发现疾病并治疗疾病，做好体检是很有必要的。

为了让我们的身体更加健康，为了不在自己的身体里埋下隐患，一定要坚持一年一次的体检。

健康小贴士

体检前应注意

体检前几天要休息好，以免影响血糖、血压、血脂的测量值。准备体检的人，体检前一天不要进行高强度的运动，也不要让情绪波动太大，要保证充足的睡眠。

体检前几天要注意饮食，不能摄入过多油腻的、不易消化的食物，不饮酒，也不要吃对肝、肾功能有损害的药物。切忌暴饮暴食，晚上8时后便不再进食。体检当天要禁食、禁水。

体检前要带齐与自己相关的证件和健康资料等。有些检查要先饮水，为了安全卫生，最好自带水杯。

夏季时，你的习惯健康吗

相信很多人在炎炎夏季都会喝点冷饮，吃块冰镇西瓜，使身体感觉凉爽。但是很多人应该还会有另一个体会，就是在夏季的时候很容易出现各种不适，如腰酸背痛、腹泻、腹痛、腿脚容易抽筋等。

这些不适都是由于我们夏季时有太多不健康的习惯造成的，下面介绍我们日常中最常见的几项不健康的习惯，我们就会找到自己不适的原因了。

1. 空腹吃冷饮

这个习惯相信绝大多数人都会有。天气炎热，很多人都难以抗拒冷饮的诱惑，如果整个夏天空腹吃冷饮的现象比较频繁，就会使我们的体质偏“虚寒”；同时低温会干扰我们胃肠的正常蠕动，还会刺激胃黏膜分泌一种叫作“压力荷尔蒙”的物质，会使我们的自律神经失调、血压上升；而且很多冷饮都是用各种添加剂勾兑而成的，长期食用就会在体内富集，导致各种疾病。

2. 入睡开风扇

入睡后如果开着风扇就会降低人体的血液循环，同时减弱人的抵抗力，整夜开着电风扇睡觉还容易着凉，从而引发感冒、发烧等。

3. 睡觉时袒胸露腹

睡觉时如果袒胸露腹，腹部及胸部的皮肤温度会固定不变。即使热得难以入睡，也常会有人因袒胸露腹睡觉而着凉，导致腹泻、腹痛。所以，不管天气多热，都要将胸部和腹部盖上东西，以免生病。

4. 用凉水擦凉席

很多人认为用凉水擦凉席能够让温度降得快些。其实，夏季人体是极易出汗的，凉席本身有一定的湿润度，此时再用凉水擦凉席，就会使凉席成为各种微生物滋生的场所。

5. 睡前大量运动

平时多运动对睡眠有改善作用，但不能等到夜深人静时才进行运动，否则会使我们的体温上升,促进肾上腺素的分泌,让人兴奋得难以入睡。

6. 睡地板

不少人为了一时凉爽,就在水泥地或潮湿的地板上铺点东西就睡了,这样非常容易受湿气和寒邪的侵袭,进而引发风湿性关节炎,腰酸腿疼,眼睑浮肿等,对身体的伤害非常大。

7. 水果的摄取量过多

多吃水果确实对人的身体有益,尤其是在盛产水果的夏季,但是大吃特吃并不是件好事。比如夏天西瓜是最常见的水果,有些人可以一次吃半个西瓜,但西瓜属寒性,摄入过多会导致腹泻;而荔枝摄入过多会上火,等等。

8. 喝水速度过快

夏天温度高,体内水分的流失速度也会加快,于是大家就会快速而大量地饮水。如果喝水速度过快,水分进入血液的速度也会加快,在肠道内被吸收,血液就会变稀,血量也会增加,对心脏会有一定的损害。

9. 冷水浴

夏天,很多人都会向往冷水浴,但这样做很可能会让人难受几天。夏季时,人体的毛孔处在"张开"的状态,快速冲凉就会使我们全身的毛孔快速闭合,热量不能散发,滞留在体内,便会引起各种疾病。

10. 晨练时间太早

夏季昼长夜短,很多人会在早晨五六点钟进行晨练,这样是不科学的。在早晨六点钟以前,空气中的污染物不易扩散,是污染的高峰期,而此时又没有光合作用,周围的绿色植物不但不会释放氧气,还会积聚二氧化碳,对人的身体健康可能会出现不利的方面。

夏季,我们的不健康习惯还很多,我们一定要及时改正这些习惯,才能避免出现各种不适。

健康小贴士

哪些食物不宜放在冰箱中

(1)鲜荔枝:在冰箱中放一天表皮就会变黑,果肉也会变味。

(2)香蕉:若是在12摄氏度以下的环境中存放的话,香蕉就会发黑,甚至腐烂。

(3)黄瓜:在0摄氏度的环境中存放,表皮就会成水浸状。用刀切开时,断面会流出胶状透明液体,失去黄瓜特有的风味。

(4)番茄:番茄被冻后,果实会出现水浸状,软烂或蒂部裂开,表面会出现褐色圆斑,容易腐烂。

(5)火腿:放在冰箱里容易结冰,进而促进火腿内的脂肪氧化,火腿质量就会下降,保质期也会缩短。

(6)巧克力:夏天室温高且潮湿,如果此时将其取出就会在表面生成一层白霜,时间长了,巧克力就会因受潮而发生霉变,甚至生虫。

如何度过“多事之秋”

秋季多风少雨,空气干燥,此时暴露在外的皮肤就会有种紧绷感,甚至出现干裂、脱屑的现象。随着天气的转凉,冷热的不均衡,秋季便成了疾病的高发期。

在“多事之秋”大家要注意以下几个问题。

(1)饮食调养。如果秋天的调养不当,会容易发生咽干、鼻燥、皮肤干涩、便秘等秋燥症。此时要注意养阴,同时多吃一些防燥护阴的食品,还要适当地多喝一些白开水、豆浆、牛奶等补充水分,尽量以清淡、清补、平补为最佳。饮食要注意少吃辛辣食物,如葱、姜、蒜、辣椒等;多吃酸性食物,如山楂、广柑、新鲜蔬菜等。饮食以“滋阴润肺”为准,滋阴润肺的食物有芝麻、核桃、蜂蜜等。年老体弱的人,应当多喝一些粥,能够起到益骨生津的作用。

(2)增减衣物。俗话说“春捂秋冻”,除了早晚比较凉的时候需要适当地增添一些衣物外,可以适当“秋冻”,提高自身的抗寒能力。“冻”要有度,如果气候寒冷,要及时添加衣物,对于那些重病、痼疾的人应当及时增加衣物,以防寒邪侵入体内,加重病情。当然,也不要经常一穿一脱,容易感冒。

(3)加强运动。秋天天气凉爽,气候干燥,所以要多呼吸新鲜空气,早晨起床多进行一些运动,能够使身体尽快适应寒冷刺激,为冬天的来临作准备。

(4)起居谨慎。“早卧早起,与鸡俱兴”说的就是秋天要早起早睡。秋季要避免熬夜,每晚都应该保证6~8小时的睡眠,增强机体免疫力。

(5)保持室内的湿度。秋季空气干燥,室内要注意通风,保持一定的湿度。

(6)深夜关窗。秋季的夜晚是比较冷的,夜间一定要将窗户关好,防止着凉,引起腹泻、腹痛、感冒等症状。

(7)防秋郁。秋天草枯叶落,凄风惨雨,人会因为感受到周围环境的萧条而引起忧思。人脑部的松果体能够分泌褪黑素,会使人意志消沉、抑郁不乐。入秋后,这种激素的分泌量会增加,人的情绪更容易消极,此时要多吃一些高蛋白食物,多参加一些娱乐活动,尽量不打破自己的生活规律。还可以去登登山、观赏风景,以愉悦身心。

秋季的“事”其实还有很多,在这个气候多变的季节,便秘、小儿腹泻等胃肠疾病很普遍;干燥的气候还会引发或加重慢性咽炎;温度的不稳定也会增加感冒发烧的概率。所以,我们要改善我们的膳食,加强体育锻炼,注重饮食卫生和环境的保护,提高我们的身体素质来抵抗这个“多事之秋”。

秋天是个收获的季节,此时我们一定不要亏待自己,要多吃果蔬,预防生病,及时调整自己的生活状态。

金秋时节的风景别有一番风味,它没有夏季的妖娆、春季的羞涩,也不像冬季那般寂静,四周都是一片金黄色的景象。秋天是登山的季节,我们应当多出去走走,欣赏一下秋天的景色,去看火红的枫叶,陶冶我们的情操,愉悦我们的身心,进而增强我们的抵抗力,让我们平安度过这个“多事之秋”。

健康小贴士

秋天抗衰老

（1）海藻，含有丰富的蛋白质、维生素、矿物质等，能够促进细胞膜流动，让皮肤细致有弹性。

（2）鱼肉，对于女性来说，鱼肉是优良的蛋白质来源，而且易消化，胆固醇含量低，还能够有效预防心脑血管疾病的发生。

（3）番茄中的番茄红素含量很多，它是一种强抗氧化剂，能够预防心脑血管疾病和癌症，还能够抗衰老。

（4）核桃，秋季是鲜核桃上市的季节，核桃中含有丰富的蛋白质、脂肪、矿物质，营养全面，可养肝补肾、润肠通便。

（5）荔枝，其中有丰富的维生素、果胶、蛋白质以及铁、钙等，能够加速体内毒素的排出，使皮肤细嫩。它是干燥之秋排毒养颜的理想水果，但摄入不能过量，会引起上火。

（6）苹果，秋天是苹果丰收的季节，其既有助于减肥，又能够促消化，而且苹果中的维生素、矿物质、糖类等含量高，能够起到抗辐射的作用。

冬季防病要先知

冬季天气寒冷，昼短夜长，日照的时间短了，人脑的松果体分泌的褪黑素就会增多，容易产生抑郁情绪。冬季天气寒冷，阳光微弱，人一旦遇到生活中不如意的事情就会产生消极的情绪，如果任其发展，还会造成各种身心疾病。所以，冬季要注意养心。冬季养生要顺应自然界的规律，祛寒就温，以“敛阴护阳”为根本。那么，冬季如何养心呢？

（1）要做到“恬淡虚无”。心理平衡是健康长寿的基石，尤其是对于现代人来说，谁有了心理平衡就拥有了健康长寿。养心重要的就是要拥有乐观宁静、平淡豁达的心境。进入冬季后，天气寒冷，人体的生物钟要经过一段时间才能够适应冬季日照所发生的变化，这种变化可能会导致生物节律紊乱、内分泌失调，导致情绪和精神状态紊乱。

（2）要学会释放压力。现代人的生活、工作、学习等方面的压力较大，这些压力会对身心造成不良的影响，如紧张、焦虑、厌世等，甚至出现轻生的现象。尤其在冬季，压力给人造成的伤害更大，且不易缓解。所以，冬季更要学会释放压力，凡事看开一点，适当地进行一些户外运动，有益身心。

(3)以藏为要务，休养身心。冬季也要顺应传统的养生规律，要保养好自己的精气，精气保养好了，身体才能更健康。冬季房事要藏，因为冬季人体阳气已衰，性欲也会下降，因此冬季是保精的季节。

(4)早睡晚起，颐养身心。冬天昼短夜长，阳气弱，因此要早睡晚起。保证充足的睡眠，能够有利于阳气的潜藏，阳气才能够充分积蓄。

(5)适当地活动，防止情绪低落。冬季的锻炼很重要，而且冬天的活动其实很多，比如滑冰、打雪仗、慢跑等，都能够使我们的心情开阔起来。

(6)多晒太阳，调养情绪。虽然冬季要求我们要早睡晚起，但并不意味着整天都闷在屋子内懒散嗜睡、昏昏沉沉，如果处于这种状态，就说明你已经消极了。多晒太阳，温暖的阳光能够调养你的情绪。

当然了，除了对心情的调养，还要注意对身体的调养，这样才能够更加强有力地抵御疾病。冬天是感冒、发烧的高发季节，冬季天气寒冷，体质较弱的人就会容易被这种寒冷所压倒，感冒发烧的人随处可见。所以，冬季预防感冒发烧便成了当前严峻的问题。

首先，要从饮食上注意。冬季很多人会进行大补，各种肉类都会储备很多。由于天气很冷，很多人都是躲在屋子里大吃大喝，油腻的东西吃得比较多，身体的血液都聚集在胃部，其他部位的血液流量就会减少。若长期处于这种状态，体内的毒素就会慢慢积累，时间长了，就会降低我们的免疫力，当致病菌和病毒来袭的时候，便很容易被感染。当然了，补也是要补的，冬季进补要得当，才能够增强我们的体质。也可以吃一些能够增强身体抗寒能力的食物，如生姜等。

其次，要多运动。运动能够增强身体的免疫力，更强有力地抵抗外界有害病菌和病毒的入侵，从而预防疾病的发生。

最后，强调的就是穿着问题。现在家家户户几乎都有空调，穿的衣服比较单薄，出了家门口后也很难接受臃肿的衣服，所以大街上就出现冬天穿丝袜、穿单衣的现象，这种情况下，想不生病都很难。冬天一定要保暖，否则带来的就不光是感冒发烧的问题了，其他疾病也会接踵而来，如女性的痛经、寒腿等。

健康小贴士

冬季养生食物须知

（1）莲藕，冬季天气干燥，吃藕能够起到养阴清热、润燥止渴、安神清心的作用，莲藕性温，具有收缩血管的功效，还能够补肺养血。

（2）花生，所含蛋白质、不饱和脂肪酸含量高，而且有醒脾和胃、滋养调气、清咽止咳等功效，能够治疗体弱、燥咳少痰等症状。

（3）鲈鱼，含有丰富的、易消化的蛋白质、脂肪、维生素、矿物质等。鲈鱼性温味甘，有健脾胃、补肝肾、止咳化痰的作用。它是冬季最好的补品。

（4）银耳，具有养阴清热、益气清肠等功效，食用后还能润肤、祛斑、养肝。

（5）柿子，能够起到润肺止咳、清热生津、化痰的功效，对肺结核和口干唇烂有一定的疗效。

生活习惯决定血压指数

随着生活水平的提高，高血压的发病率也在不断升高。高血压的发生与很多因素有关，比如遗传因素、生活习惯等。我们的生活习惯随着社会的进步而不断地改变，而不良的生活习惯可增加高血压的发病概率。哪些习惯会让我们的血压指数升高呢？

1. 大量饮酒

酒已经普遍出现在大家的餐桌上了，但是长期大量饮酒就会造成很多疾病。大量饮酒的人中，40%以上都患有高血压，而且易患中风。长期大量饮酒还会引发心肌梗死、胰腺炎、酒精性肝病、股骨头坏死等疾病。

2. 大量吸烟

很多人，尤其是男性，从小就染上了吸烟的习惯，这种习惯很不好，吸烟患高血压的危险度为35%，还有可能导致冠心病、中风，脑血管病变等。

3. 饮食生活水平高但缺乏锻炼

随着物质文化的发展，饮食生活水平也跟着上升，果蔬、肉类等的摄入开始多样化，尤其是肉类的摄入，已经日渐增多。但是，忙碌的生活或在太过安逸的生活环境下，人们开始忽略身体锻炼，许多人便出现了肥胖，而且肥胖会增加患高血压的风险。临床医学表明，肥胖者患高血压的概率为40%。

4. 心理压力太大

随着经济的发展，竞争日趋激烈，工作压力也越来越大，人际关系日益紧张，人们长期处在紧张状态，容易引起交感神经过度兴奋。主要表现为火气大，心跳速度加快，长期处于这种状态容易引起高血压。

5. 盐的摄入量高

中国人的饮食中盐的加入量比较大，盐会导致血压升高，还会破坏血管内壁，进而损伤内壁细胞，破坏小血管，使血压上升。

这些不良习惯都会增加我们患高血压的风险，那么，为了预防高血压，我们应该注意哪些方面呢？

(1)减少食盐的摄入。高血压患者每天食盐的摄入量应当低于5克，普通人也应当在6克左右，不能太高。

(2)控制体重。通过控制饮食，减少热量的摄入来对体重进行控制，能够降低患高血压的风险。

(3)戒烟。烟中含有尼古丁，会刺激心脏使其跳动速度加快，还会使血管收缩，进而导致血压升高。

(4)限酒。大量饮酒，尤其是烈酒，会使血压升高。

(5)适当的运动。适当的体育运动能够增强我们的体质，维持我们的正常体重，我们可以进行慢跑、游泳等运动，每次运动30~60分钟，强度要依个人情况而定。

(6)注意心理、社会因素。高血压患者要开阔心胸、控制情绪、劳逸结合。

(7)饮食合理。日常的饮食要规律，平时可以适当地吃一些能够防治高血压的食物，比如山楂、玉米须、绿茶、木耳、苹果醋、醋泡花生等。

综上所述，日常生活的习惯对我们的血压是否稳定起着重要的作用。虽然日常生活中，高血压对我们人体的影响体现得并不是很明显，但是高血压会引起很难治愈或不可治愈的疾病，如冠心病、偏瘫，甚至全身瘫痪等。

我们只要注意我们的生活习惯，改掉那些不良习惯，着手那些能够控制血压的习惯，做到合理膳食、适量运动、心理调节三方面，就能够有效地防治高血压。

大家一定要从生活中的小细节开始着手，从点点滴滴开始注意，可以买个限盐勺、限油壶，来提醒自己对油盐的摄入不要过量。平时的饮食尽量以清淡饮食为主，肉类尽量以鸡肉、鱼肉等不饱和脂肪酸含量较高的食物为主，尽量少食其他肉类。

只有大家将各个方面都做到了，血压就能够稳定下来，别让生活的习惯成为你血压升高的因素。

健康小贴士

血压升高的症状

血压升高时容易出现头晕、头胀、头痛，头顶紧箍感，后枕部和颈部僵硬，还可能出现脑鸣、耳鸣、四肢麻木等症状，在这种状态下是很难进入睡眠的。所以，有很多高血压患者反映自己睡眠质量差，经常会出现梦多，夜晚难以入睡，容易醒、白天不解乏等症状。专家解释说，高血压患者出现这些症状的主要原因是血压升高，进而造成高级神经功能失调。

拒绝脂肪肝，要靠好习惯

所谓脂肪肝，就是肝细胞内脂肪的堆积过多导致病变，属于可逆性疾病，早期治疗能够恢复正常。

脂肪肝是目前常见的肝脏疾病，轻微时对人体不会产生什么影响，如果不及时治疗任其发展的话，就很有可能导致肝硬化和肝癌。

所以，我们要培养良好的生活习惯，减少脂肪肝的发生。

1. 控制饮酒

绝大部分的酒精都要通过肝脏进行代谢，经常大量饮酒的人，肝脏负担太大，因此要限制饮酒。

2. 合理饮食

饮食要做到定时定量，晚餐时摄入量要少一些。营养要均衡，食物要多样化，最好以谷物为主，同时多吃一些果蔬、奶制品、豆制品等，适量地摄入一些肉类，尽量少吃肥肉和动物脂肪。果蔬中的维生素、纤维素、木质素、果胶、无机盐等都是肝脏必不可少的营养物质，而且新鲜蔬菜中含有的脂溶性物质能够促进体内脂肪的消退。

3. 适当运动

有氧运动能够改善机体代谢，燃烧脂肪，还能够愉悦身心，提高机体免疫力。进食量要与体力活动相协调，保持适当的体重。坚持运动，能够增加肝脏内脂肪的分解和消耗量，脂肪的含量降低，就能够预防脂肪肝的发生。

4. 吃荤后别立即喝茶

很多人在吃完肉、蛋、鱼等食物后，就会喝一些茶来解腻，这种做法很不科学。茶中的鞣酸会与蛋白质合成鞣酸蛋白质，这种物质会减缓胃肠的蠕动，很容易造成便秘，还会加重有毒物质和致癌物质对肝脏的毒害作用，会导致脂肪肝。

5. 适当地摄入蛋白质

蛋白质能够帮助肝细胞修复和再生，同时还能对肝脏起到养护作用。平时可以适当地吃一些海鲜和菌类，这类食物中的蛋白质含量高，而且容易消化，不会造成脂肪的堆积。

6. 要慎重用药

任何药物都要进入肝脏进行解毒，平时用药一定要注意，也不能动不动就吃药。对于那些已经患有脂肪肝的病人，选药就更应该谨慎，一些有毒副作用，对肝脏有损害的药物是绝对不能用的，以免加重对肝脏的损害。

7. 定期检查

定期进行体检，能够对自己的身体状况有所了解，以便在疾病的初期就将其遏制住。

8. 心情要开朗

切忌暴怒、生气等不良情绪，生活应当有规律，要注意劳逸结合。

当然了，得了脂肪肝后也不要过度惊慌，中度脂肪肝是一种可逆性疾病，只要在生活习惯上多加注意，再配合一些药物的治疗，就能够将其根治。但是，要找出脂肪肝的病因，如果是因为药物引起的就要停药，是饮食引起的就要控制饮食等。

脂肪肝已经严重威胁到我们的身体健康，要积极地采取预防措施，防止其恶化成肝硬化、肝癌等不可治愈的疾病。尤其是那些整天出去应酬、饮食无度又无规律的人，更要注意脂肪肝问题，平时要少喝酒，如果实在推辞不掉，就要适当地吃一些保护肝脏的食物之后再饮酒，千万不要空腹喝酒。酒桌上的山珍海味、鸡鸭鱼肉等还是少吃，尽量选清汤、炒菜等食物，以防脂肪摄入过量，加重心脏的负担。

脂肪肝问题并不可怕，关键是看大家如何采取措施预防和治疗，其实对于这种疾病，生活中的习惯规范了，它自然就不会找上你。为了我们肝脏的健康，请积极预防脂肪肝。

健康小贴士

脂肪肝的病情辨别

脂肪肝临床表现很多，轻度多无症状，容易被忽视，有的略微有疲乏感，多数脂肪肝患者身体肥胖。中重度脂肪肝患者可有食欲不振，身体疲乏，恶心，呕吐，体重减轻，肝脏部位或上腹部出现隐痛感等症状。此外，脂肪肝病人常患有舌炎、口角炎，还会出现皮肤瘀斑、四肢麻木等末梢神经炎的改变。少数还会有消化道出血、牙龈出血等症状。重度患者还可能会出现腹水和下肢水肿，低钾血症，低钠等。

前列腺问题不可小视

“前列腺炎”指的是前列腺特异性和非特异性感染所导致的急性或慢性炎症，从而引起的全身或局部症状。如果按照病程分的话，可以分为急性前列腺炎和慢性前列腺炎。其中，急性前列腺炎就是由细菌感染所引起的急性前列腺炎症。

急性前列腺炎是目前男性泌尿生殖系统常见的感染性疾病，致病菌以大肠杆菌为主，约占所有致病菌的3/4。细菌感染的途径分为血行感染和直接蔓延两种，经尿道直接蔓延的最为常见。主要的病因有淋菌性尿道炎，是由于细菌经前列腺管进入前列腺内引起炎症所致；前列腺增生和结石使前列腺部的尿道发生变形、弯曲充血，失去了对非致病菌的免疫能力而导致前列腺炎的发生；在尿道内使用器械诊治时，可将细菌带入或上尿路炎症细菌下行，导致前列腺发生感染；血行感染，常继发于皮肤、扁桃体、龋齿、肠道或呼吸道急性感染，细菌通过血液到达前列腺部，从而引起前列腺感染。

急性前列腺炎常会出现恶寒、发热、乏力等全身症状；局部症状表现为会阴或耻骨上区域出现重压感，久坐或排便时这种状况会加重，并且向腰部、下腹部、背部和大腿等处放射。还可能会有小脓肿形成，致使疼痛感加剧，导致不能排便；尿道症状表现为排尿时有烧灼感、尿急、尿频等，还会伴有排尿终末出现血尿或尿道脓性分泌物等症状；直肠症状多表现为直肠胀满、便急和排便感，大便时尿道口有白色分泌物流出。

慢性前列腺的发病原因：大致为急性前列腺炎病变严重或没能进行彻底治疗而转成慢性前列腺炎；急性尿路感染后未彻底治愈而迁延成为慢性前列腺炎；全身其他部位病变，如扁桃体、皮肤、呼吸道、消化道感染等，都会使细菌沿着血液循环感染到前列腺；邻近病变会经淋巴波及前列腺；性欲过旺，前列腺充血，下尿道梗阻和炎症，前列腺增生，会阴部及尿道损伤等都可能会诱发前列腺炎。急性淋病、支原体、衣原体及其他性疾病感染后落下的后遗症也是前列腺疾病的诱因。

慢性前列腺炎的症状主要包括膀胱及尿道刺激症状，常出现尿频、尿急、尿痛，尿道口灼热，排尿不净，排尿困难；尿道滴白多出现在排尿终末或大便时，尿道口会有白色的分泌物滴出；疼痛症状多出现在腰骶部、下腹部、会阴部、耻骨部、腹股沟、大腿内侧、睾丸等，通常情况下疼痛不剧烈，而且呈间歇性疼痛；性功能障碍，表现为性欲下降、早泄、阳痿、遗精、射精痛等；神经衰弱症状，表现为头晕、乏力、多梦、失眠，身体疲惫，无力等。

急性前列腺炎的治疗主要是抗感染，使用的抗生素是那些能有效杀灭致病菌的种类。同时，在日常生活中大家还要注意预防和保健。

（1）要躺在床上休息，保持大便通畅。

（2）发生急性炎症时不能够进行前列腺按摩，更不能用尿道器械检查，以防止感染扩散。

（3）禁止房事，尽量避免性兴奋。

（4）要排除诱发因素，如感冒、会阴损伤，尽量不要骑自行车。

（5）下腹会阴部要用热敷。

（6）要避免会阴部受到潮湿和阴冷刺激，如果疼痛剧烈，也可服用一些镇痛药物。

由于治疗慢性前列腺炎并没有什么特效方法，而且慢性前列腺炎很容易复发，所以患者的自身调护便显得尤为重要。

（1）出现急性的泌尿生殖系统感染，比如急性前列腺炎、急性附睾炎、急性精囊炎等，要进行积极、彻底的治疗，以免转为慢性前列腺炎。

（2）调节性生活，禁止频繁手淫，而且应注意性生理卫生，以防前列腺过度充血和生殖器官发生感染。

（3）要注意生活起居，并且养成良好的生活习惯。要防止过度疲劳，预防感冒，并进行有效的运动，加强体育锻炼。

健康小贴士

前列腺炎应注意

平日里要多喝温开水，并且保证足够的睡眠。多吃一些清淡的食物，尽量不要吃油炸、辛辣刺激、油腻食物等。平时要多进行身体锻炼，增加自己的免疫力，预防感冒，积极地治疗自己身体内出现的各种感染。酒和辛辣刺激食物要尽量少食或不食，以免造成前列腺充血；房事要有度，能够减轻前列腺充血；运动要适宜，长时间骑马、骑车、久坐都会增加前列腺充血，因此办公室人员、司机等要每隔一段时间起身活动一下；每天要洗个热水澡，定期按摩前列腺，能够促进血液循环，还有利于炎症物质排出。

“甜蜜的杀手”——糖尿病

糖尿病是指胰腺不能正常分泌或利用胰岛素而导致血糖高于正常值的一种综合征。通常糖尿病的表现为“三多一少”，即多饮、多食、多尿，体重减少。

目前，糖尿病已经成为危害人类健康的三大疾病之一，是全世界关注的问题，它被称为“甜蜜的杀手”，糖尿病患者病死率和致残率极高。糖尿病主要分为两类，1 型糖尿病和 2 型糖尿病。1 型糖尿病主要是由于胰岛 B 细胞被破坏进而导致胰岛素缺乏；2 型糖尿病则以胰岛素抵抗为主，同时伴有胰岛素分泌不足。1 型糖尿病自身不能分泌胰岛素，所以要靠外界提供胰岛素来维持血糖；2 型糖尿病是体内胰岛素来源不足引起的，所以可以用药物来促进人体胰岛素的产生。

糖尿病对人体的危害很多。

(1)对心脑血管的危害。心脑血管并发症是糖尿病致命性的并发症，主要表现为微血管糖尿病病变。

(2)对眼睛的危害。糖尿病性视网膜病变和糖尿病性白内障是糖尿病对眼球的两大危害，轻者会导致视力下降，重者还可能导致失明。

(3)对周围血管的危害。主要表现为下肢动脉粥样硬化，周围血管会随着血糖的升高而发生病变，导致局部组织对损伤的敏感度下降，在受到外界损伤或局部感染后容易发生局部组织溃疡。最常见的就是糖尿病足，临床表现为下肢疼痛、溃烂，甚至是肢端坏死。

(4)对神经系统的危害。以周围神经病变和植物神经病变最为常见。周围神经病变临床表现为四肢末梢麻木、灼热或冰冷刺痛感，甚至辗转反侧、夜不能寐、植物神经病变临床表现为排汗异常、腹胀腹泻、便秘等。

(5)对肾脏的危害。糖尿病会促进“糖尿肾”的发生和发展，很有可能会导致肾衰竭，这也是2型糖尿病的死亡原因之一。

(6)对物质代谢的危害。糖尿病患者胰岛素相对或绝对缺乏，会导致糖代谢紊乱，进而加速脂肪和蛋白质的分解，导致酮体的产生过量，血酮浓度上升，出现酮症酸中毒或高渗性非酮症昏迷，死亡率极高，必须紧急救治。

(7)感染。皮肤感染最为常见，有时还会出现败血症、阴道瘙痒、甲癣、足癣、尿道感染等，还容易感染肺结核，其发病率比常人要高5倍之多。

糖尿病既然对我们的身体有这么多危害，我们就应当采取一定的措施来预防糖尿病的发生。第一，要合理饮食。糖尿病虽然有遗传因素，但是后天的影响也是不可忽视的。热量的摄入过多、营养过剩、肥胖、不运动都是发病的主要原因，如果我们适当地减少热量的摄入，做到低盐、低糖、低脂、高纤维饮食，维生素、矿物质补充充分，就能够有效地预防这种现象的发生。第二，要定期检测血糖是否超标。如果发现血糖升高或有尿糖现象，却无明显症状，要及早诊断是否为糖尿病的前期，以便及时采取预防或治疗的措施。第三，规范自己的生活。到目前为止，糖尿病还没有根治的方法，所以要以预防为主，规范我们的生活习惯，这样能够在很大程度上降低患糖尿病的风险。

糖尿病患者的生活是很痛苦的，他们与很多美味的食物都无缘。尤其是糖类、脂肪、蛋白质含量比较高的食物，很多时候他们会觉得生活无味。即使现在有木糖醇或添加木糖醇做成的小点心等，但那些点心的味道与糖类食品相比差很多。

糖尿病人的情绪也不能波动太大，重体力劳动更是不能完成。很多时候我们发现糖尿病人脸上有浮肿的现象，这对他们的自信心也会有一定的影响。糖尿病患者一般都比较胖，生病前对食物的摄入量没有节制，而生病后却要坚持少吃多餐的原则，也是很为难他们的。

为了让我们还能吃到香甜的美食，还是及早对这个“甜蜜的杀手”进行防御吧。

健康小贴士

糖尿病的诊断标准

(1)空腹血浆血糖7.0毫摩尔每升以上为糖尿病。

(2)餐后两小时内血浆葡萄糖含量大于11.1毫摩尔每升为糖尿病。

(3)有糖尿病症状，测任意时间血糖量或口服葡萄糖耐量试验，血浆中的葡萄糖含量大于11.1毫摩尔每升，则为糖尿病。

别拿痛经当儿戏

月经期间出现痛经的现象是很平常的事，多数痛经都是在月经期间出现，也有很多人会在月经的前几天出现。

痛经分为原发性痛经和继发性痛经两种。原发性痛经是指从开始有月经时就出现腹痛的现象，而继发性痛经是指行经几年或十几年后才出现痛经现象。两种痛经的原因也是不同的，前者是由于子宫狭小，子宫发育不良，经血中有大片子宫内膜等因素造成，而后者的经血中常会有血块，会引起小腹痛。继发性痛经多是由疾病造成的，如子宫内膜异位症、盆腔炎等。体内前列腺素增多时也可能会引起痛经。

那痛经会给我们的身体和生活造成哪些危害呢？

(1)不孕。不孕与痛经有一定关系，在不孕患者中有一半以上的人伴有不同程度的痛经。

(2)影响夫妻生活。一半以上的痛经女性都会出现性欲下降的现象，性生活过后还会出现子宫炎等妇科疾病。

(3)影响学习和工作。痛经痛到一定程度时,会影响正常的学习、工作和日常的生活,严重时可能会整天卧床休息。

(4)衰老。临床发现,痛经的女性会提前衰老。

(5)痛经的女性会出现气血失调的现象。有痛经症状的女性面色无华、皮肤干燥,甚至还会出现色斑、痤疮等面部问题。

(6)各种妇科疾病。如胎盘衰老、盆腔炎、子宫内膜异位症等。

(7)并发乳腺增生。临床发现,约1/3有痛经症状的女性伴有乳腺增生,月经来潮时肿块增大并且胀痛加重。

痛经虽小,可能引发的疾病却并不少,想要远离那些疾病,防治痛经是必须的。原发性痛经的治疗应采取以下措施:①进行体育锻炼,增强我们的身体素质。平时要注意生活规律,劳逸结合,睡眠要充足。重视经期的宣传教育,通过解释,消除病人的恐惧、焦虑、压力等。经期要注意卫生,避免剧烈运动、过度劳累,而且还要防止受寒。②抑制排卵。如果痛经者愿意控制生育,避孕药则是治疗原发性痛经的首选药物。口服避孕药物,绝大多数的痛经症状能够得到改善,但也可能是由于内膜生长受抑制,经量减少,前列腺素量减少到正常值以下造成的子宫活性减弱。治疗时可试服3~4个周期,如果疗效比较好,可以继续服用;如果症状没有明显改善,可以同时服用前列腺素合成抑制剂。

继发性痛经的治疗方法:①由于子宫腺肌病引起的,就要行子宫切除手术。②由盆腔炎引起的痛经,可以选择抗生素治疗。③子宫肌瘤、纤维瘤、宫颈狭窄、盆腔肿瘤等引起的痛经,要进行手术治疗。④痛经是由于避孕器具所致,就要用抗前列腺素药物或取出宫内的避孕器,选择其他避孕方法。

以上就是关于原发性痛经和继发性痛经的治疗方法的介绍。可能大家会感到吃惊,怎么小小的痛经就引发出这么多令人瞠目的疾病啊。所以,痛经问题不能小视,平时要多注意保护自己的身体,尤其是在经期,营养和保暖都是不容忽视的。

有些女孩子总是喜欢穿超短的裙子、裤子,手里拿着冰激凌,这些都可能是诱发痛经的因素。冬天女孩子为了保持身材显示出美感,通常穿得比较少,总是被冻得瑟瑟发抖,这种情况便为痛经埋下了隐患。可能你开始不是痛经患者，但是因为长期“受寒”，身体便倾向于“寒相”，中医把脉时就会说你的脉象中没有“热相”，身体总是处于寒冷的状态，痛经也就跟着来了。

还有些女孩子为了减肥，将那些有营养的食物也一并抛弃了，这样做是不科学的。在经期营养补充不足，会导致经量减少。如果铁的补充不足，还会造成月经不调、痛经等症状。

痛经的防治并不是难事，我们只要合理安排自己的生活就可以了。

健康小贴士

痛经护理应注意

(1)注意并讲究经期卫生，注意经期应当少吃一些生冷刺激的食物，如冰激凌、辣椒等。

(2)消除经期的紧张、恐惧等心理，要解除心里的顾虑，保持愉快的心情，适当地参加一些劳动和运动，但要注意适度。

(3)平时要加强体育锻炼，注意改善营养状态，积极地治疗慢性疾病。

(4)出现痛经现象时，要注意保暖，还要对症处理，可以口服药物缓解疼痛。